五运六气 与 中医临床

谭智敏　吴　波◎编著

中国健康传媒集团
中国医药科技出版社

内 容 提 要

五运六气是中国古代研究天时气候变化规律及其对人体生命影响的一门学说，是中医理论体系的核心之一，是学习中医的必经之路。本书对五运六气的天度、气数、五运、六气等基础理论做了论述，阐释了如何运用五运六气及经方、三因司天方来诊断疾病、治疗疾病。本书对读者全面了解、正确认识五运六气具有重要的指导价值，适合中医药院校师生、临床医师、科研工作者及广大中医药爱好者阅读参考。

图书在版编目（CIP）数据

五运六气与中医临床／谭智敏，吴波编著. －－北京：中国医药科技出版社，2024.9. －－ISBN 978－7－5214－4826－9

Ⅰ．R226

中国国家版本馆 CIP 数据核字第 2024WB2832 号

美术编辑　陈君杞
版式设计　诚达誉高

出版　**中国健康传媒集团** | 中国医药科技出版社
地址　北京市海淀区文慧园北路甲 22 号
邮编　100082
电话　发行：010－62227427　邮购：010－62236938
网址　www.cmstp.com
规格　710×1000mm ¹⁄₁₆
印张　9¾
字数　186 千字
版次　2024 年 9 月第 1 版
印次　2024 年 9 月第 1 次印刷
印刷　北京侨友印刷有限公司
经销　全国各地新华书店
书号　ISBN 978－7－5214－4826－9
定价　**39.00 元**

获取新书信息、投稿、为图书纠错，请扫码联系我们。

中华始祖早就认识到自然万物都具有共同的动态节律。"人法地，地法天，天法道，道法自然"是中华民族认识世界的具象思维模式。古人认为"人以天地之气生，四时之法成"，人与自然在动态节律上同步和谐。运气学说是讨论天人相应关系及如何通过天人合一达到身心健康的理论。顾植山教授认为动态太极开、阖、枢呈现了天、地、人三阴三阳形成的六气周期，万物变化的"生、长、化、收、藏"呈现出了木、火、土、金、水五种时相产生的五运周期，此两者合称"五运六气"，五运六气是自然节律。

自东汉以后，由于禁图谶等历史原因，太极河洛之学淹没于世。一直到唐代，王冰著《重广补注黄帝内经素问》，方揭开了五运六气学说的面纱。王冰著《玄珠密语》对"运气七篇"做了详细的阐释。宋代官方将运气学说作为考核医生的主要科目。《医宗金鉴》中亦有运气学说的内容。《黄帝内经》中的"七篇大论"文字深奥晦涩，内容涉及天文、地理。据刘完素在其著作中言，在金元时期运气学说已是"学者寡而知者鲜"了，到了近代基本属于绝学，甚至被认为是"封建迷信"。因此，五运六气学说的学术地位存在巨大的争议。大医刘完素感慨："世俗或以谓运气无徵，而为惑人之妄说者；或但言运气为大道玄机，若非生而知之，则莫能学之者。"

《黄帝内经》中讨论运气学说的篇章有《素问·天元纪大论篇》《素问·五运行大论篇》《素问·六微旨大论

篇》《素问·气交变大论篇》《素问·五常政大论篇》《素问·六元正纪大论篇》《素问·至真要大论篇》七篇，再加上遗篇《素问·刺法论篇》和《素问·本病论篇》共有九篇，从篇幅字数上看，运气学说内容占《素问》全书的三分之一以上。可见运气学说在《黄帝内经》中占的比重很大，说明其在中医学中占有重要的地位。

我和吴波主任都是山东中医药大学齐鲁伤寒流派姜建国教授的弟子，学习中医临床是从《伤寒论》入门的，受经方裨益颇丰，2014年我们拜师龙砂医学流派顾植山教授研习五运六气学说。十年磨一剑，学习运气思维使编者运用经方有了更坚实的理论基础。在医学的道路上，有幸得到两位名师的指引，受益终身。初学五运六气理论，从干支推演入手，再将《三因司天方》与经方验之于临床，尚不能做到象数结合，虽不免胶柱鼓瑟，但常常收到意想不到的效果，我们坚信五运六气理论一定有一套完整的象－数－气化模型。

五运六气理论用六六之节与九九制会来建立象数模型。这个模型将天、地、人"并作一数"，揭示了自然气候变化和人体生命活动同步的节律。把气候变化规律与人体发病规律、疾病的防治原则统一起来，体现了中医学独有的"天人合一"整体观。学习五运六气理论可以使"天人合一"的整体观与临床相结合。学习五运六气理论就是要在"天人合一"的基础上建立动态的气化思维模式，回溯《黄帝内经》底层思维逻辑，探究古人是如何构建形－神（气）合一象数模型的。

理论应用于临床才能显现出强大的生命力。我们在临床上该如何运用五运六气理论呢？《黄帝内经》中明确指出"时有常位，气无必也"，临床应"不以数推，以象之谓也"。马莳注《素问·至真要大论篇》言："有定纪之年辰，与无定纪之胜复，相错常变，今独求年辰之常，不求胜复之变，岂得运气之真哉。"因此，以运气理论指导临床应"因时识宜，随机达变"，临证要"看时运，顺时运，抓时运，开方用药尽可能顺应当时运气"。如张戴人所说："病如不是当年气，看与何年运气同。便向某年求活法，方知都在至真中，庶乎得运气之意矣。"这是临床运用运气学说的指导原则。

　　本书对五运六气的基础理论和临床应用都做了论述。在第一章天度与气数中，详细论述了天度与气数、干支与历法的产生以及常见的概念，古人早就认识到气数是地与日月五星运行所产生的能量化合，人与自然界的万物皆为天地化生的产物，气候变化周期性节律主要表现为五运（五行）周期和六气（三阴三阳）周期。第二章重点介绍五运六气推演。学习五运六气，首先要学会数推，然后再达到"不以数推，象之谓也"的境界。第三章论述五运六气之气化。五运流行，有太过、不及之异；六气升降，有逆从、胜复之差。若明其理，临床诊治便可游刃有余。第四章论述运气思维与《伤寒论》。《伤寒论》开创三阴三阳辨治体系之先河，从三阴三阳开、阖、枢解六经，并以临床案例强调标本中气、欲解时理论在临床应用的重要性。第五章讨论运气思维与疫病，认为天人关系失调是疾病发生的根本原因，阐述了历史名家在治疗瘟疫时对五运六气理论的重视以及在运气理论指导下治疗瘟疫的经验。第六章运气与龙砂医学流派，详细介绍了龙砂医学流派学术特色，即善用《黄帝内经》中运气理论，重视《伤寒论》经方以及发挥性应用《三因司天方》，善于运用膏方治未病。本书旨在为想学习五运六气理论的同仁提供一个学习的方向。

在当下，我们乘着复兴中华文明的东风，打开中医之门，揭开五运六气的神秘面纱。在这个开明盛世，天时、地利、人和的复兴时代，希望有更多人能本着朴素的自然观与方法论，挖掘五运六气学说之精华，摒弃糟粕，破除迷信，使五运六气理论扎根于中医临床，服务于大众。实践是检验真理的唯一标准，期待五运六气理论能成为中医临床的源头活水。

谭智敏

甲辰年午月（2024 年 6 月）

目录

第一章　天度与气数

《素问·宝命全形论篇》曰："夫人生于地，悬命于天，天地合气，命之曰人。人能应四时者，天地为之父母；知万物者，谓之天子。"《素问·著至教论篇》曰："上知天文，下知地理，中知人事，可以长久。"《灵枢·官针》曰："故用针者，不知年之所加，气之盛衰，虚实之所起，不可以为工也。"这些都是从物质与能量的高纬度来论述中医学"天人之学"的属性。

《史记·历书》曰："盖黄帝考定星历，建立五行，起消息，正闰馀，于是有天地神祇物类之官，是谓五官。各司其序，不相乱也。民是以能有信，神是以能有明德。"中华历法"天地人合律"，在天考定星历，在地定气数多少，以纪万物化生。中华历法又称为律历，它不仅记录了时间，还记录了天地时空运行的节律，因此律历是中华文明的根基。以人为本，"奉天承运"，使律历达到"济苍生"的高度。

《素问·六节藏象论篇》记载："黄帝问曰：余闻天以六六之节，以成一岁，人以九九制会，计人亦有三百六十五节以为天地，久矣。不知其所谓也？岐伯对曰：昭乎哉问也，请遂言之。夫六六之节，九九制会者，所以正天之度、气之数也。天度者，所以制日月之行也；气数者，所以纪化生之用也。"天度与气数是万物生成的基本节律，也是《黄帝内经》中医用历法概念。

《黄帝内经》强调："本乎天者，天之气也，本乎地者，地之气也，天地合气，六节分而万物化生矣。故曰：谨候气宜，无失病机。此之谓也。"很多学者认为《黄帝内经》中保存着完整的医用历法体系，简而言之就是以干支历法为数学模型，以阴阳五行变化规律为理论基础，描述天地运行与万物化生时空节律的"五运六气历"。五运六气理论中研究甲子周期"气候—物候—人体生命"的整体结构模型，受到历代医家的重视。五运六气历主要表现为五运（五行）周期和六气（三阴三阳）周期。不了解中国历法知识，就无法正确解读五运六气理论的基本内涵，更谈不上将其应用于临床。

第一节 天度——与《黄帝内经》相关的天文知识

《素问·五运行大论篇》曰:"岐伯曰:上者右行,下者左行,左右周天,余而复会也。"古人在北半球观察天体运动,面南而立,左东右西。天和地相对运动,天向右旋转,即自东向西,地向左旋转,即自西向东。恒星每天自东向西运行,地与五星(水、火、木、金、土五星)都自西向东移行。

古人在黄昏或黎明时分观测天文。黄昏时,太阳刚刚落下,观测到东方地平线上升起的星宿,称为"昏见",观测到南中天上的星宿,称为"昏中";黎明前,观测到东方地平线上升起的星宿,称为"晨见",观测南中天上的星宿,称为"旦中"。

《黄帝内经》中的天文历法主要运用了 2 个坐标系:一是地平坐标系,主要描述恒星东升西落的时空规律;二是赤道坐标系,主要描述行星(地球及金、木、水、火、土五星)的绕日公转以及恒星在天球上出没的时空规律。

一、地平坐标系

古人的"地平坐标",是以观测者所在地平面无限扩展与天球相交而形成的大圆,称为"地平圈";观测者头顶所对的天球位置称为"天顶";观测者脚部所对应的天球位置称为"天底";通过天顶和天底且与地平圈相垂直的大圈,称为"地平经圈";与地平圈平行的不同小圆,称为"地平纬圈";地轴延伸至天球称为"天轴";天轴与天球有两个交点,称为"北天极"与"南天极";通过天顶和北天极的地平经圈称为"子午圈"。子午圈与地平圈有两个交点,靠近北天极的交点称为"北点",靠近南天极的交点称为"南点",确定了"北点"和"南点"就可以确定与地平圈相交的"东点""西点"。"地平圈""天轴""天底""天顶""子午圈""北天极""南天极""北点""南点""东点""西点"都是地平坐标系的坐标元素。地平坐标是古人早期形成的宇宙理论,即天圆地方的"盖天说"。圭表、日晷、七衡六间图都是以地平坐标系为测量模型。地平坐标模拟图见图 1。

(一)圭表

河南省登封市城东南 12 千米的告成镇(告成即古阳城,夏朝的建都之地)周公庙内保存了中国古代天文观测台,即观星台,它由元代天文学家郭守敬修建。在观星台南 20 米处,还有一座"测景台",圭表据传是周文王的第四个儿子姬旦修建的。圭表是古代先祖测量日影和验证四时的仪器。姬旦通过测景台的实地观测，确立了"冬至""夏至""春分""秋分"，划定了春、夏、秋、冬四个季节。《周礼·地官司徒》载："以土圭之法，测土深，正日景（古"影"字），以求地中……日至之景，尺有五寸，谓之地中。"详见图2。

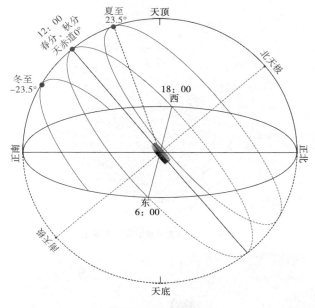

图1 地平坐标模拟图

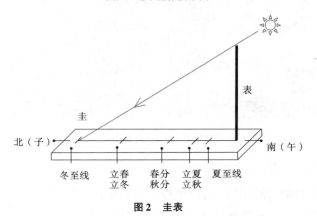

图2 圭表

（二）日晷

日晷可以描述地球自转的天文时间现象。日晷有很多种，不同类型的日晷有不同的观测用途。本书主要介绍"赤道式日晷"。赤道式日晷由三部分组成：底座、晷盘与指针。晷盘平面与天赤道平行，晷盘有正反两面，正面朝北，反面朝南。指针垂直于日晷平面，指向南北天极，与地轴平行。指针与地平面的夹角为观测者当地的地理纬度。赤道式日晷有正反两面，正面朝北，反面朝南。晷盘平面与天赤道平行，故春分至秋分，太阳在天赤道以北运行，晷针的影子投向晷盘正面，秋分至春分，太阳在天赤道以南运行，晷针的影子投向晷盘反面，详见图3、图4。

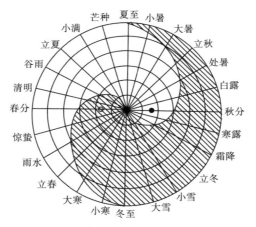

图3　二十四节气晷影复原太极图

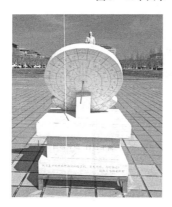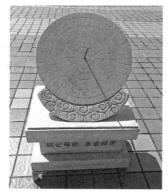

图4　赤道式日晷图

（三）七衡六间图

古人制定"七衡六间图"，用以模拟一个太阳回归年中太阳视运行轨道与二十四节气之间的关系。古人将在地平坐标系中记录太阳一年之中南北回归的七个不同位置称为"七衡"。图5中"周"为周朝首都，古文以周都为中心观测太阳周年视运动，图中的七个同心圆，每一个圆为一衡，两衡相隔为一间，一间的间隔大小相当于"一万九千八百三十三里又一百步"。各衡表示不同节气对应的太阳视运行轨道。冬至太阳在外衡运行，夏至太阳沿内衡运行。在完整的一年时间中，太阳会从外衡（冬至）缓慢移动到内衡（夏至），再从内衡回到外衡，共经历12个

"衡"与12个"间"。"衡"与"间"均匀分布，合在一起就是二十四节气。七衡六间图建立了一个较为直观的空间模型用来描述太阳周年视运动和节气的关系，同时也揭示了天文与历法之间的渊源。

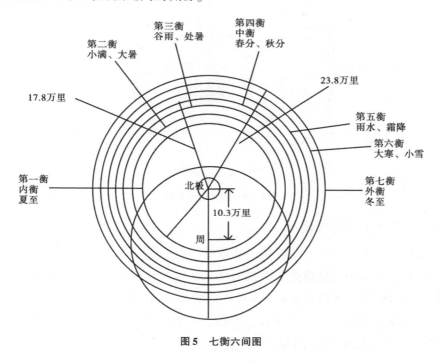

图5　七衡六间图

二、赤道坐标系

中国古代天文学家以赤道坐标系（图6）为基础，以北斗、二十八星宿为坐标点，建立起"三垣二十八星宿"天文学坐标系，绘制成星图，用来观测日月五星的运行，描述天地运行规律。

赤道坐标系以天球为背景，以北天极与赤道为坐标基点。天球是地球在星空中的投影，天赤道是地球赤道在星空中的投影。地轴延伸为天轴，天轴为南、北天极之间的连线，天轴垂直于天赤道平面。天球纬度线称为赤纬，与地球纬度线平行。赤经为天球经度线，平行于地球经度线。黄道为地球公转轨道面，赤道为地球自转轨道面，二者的夹角为23.5°，称为黄赤交角。南北回归线其实就是黄赤交角的结果。

我国古代天文观测者处在北纬35°左右的黄河流域。所观测的星空分为两个区域，一是将北天极所在的北天区划分为三垣，分别为紫微垣、太微垣、天市垣，二是赤道黄道附近的二十八星宿。

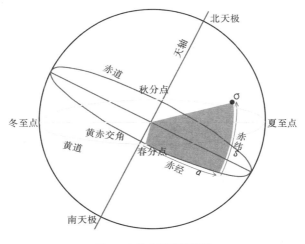

图6 赤道坐标系模拟图

（一）北斗七星与北极星

北极星位于紫微垣中。北极星（紫微星、太乙）处于天球正北，正对地球北极。古代星官体系中将最靠近北天极的恒星，称为北极星。因地球自转轴的摆动周期约为 26000 年，所以北极星并不是固定的某一颗恒星。

北斗七星由天枢、天璇、天玑、天权、玉衡、开阳、瑶光七颗恒星组成。天枢（贪狼星）、天璇（巨门星）、天玑（禄存星）、天权（文曲星），四星名"魁"，又称作"斗"。玉衡（廉贞星）、开阳（武曲星）、摇光（破军星），三星名"杓"，又称作"斗柄"，见图7。

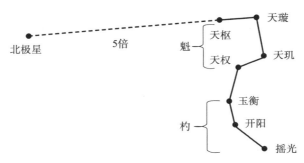

图7 北斗七星与北极星

《史记·天官书》曰："斗为帝车，运于中央，临制四方。分阴阳，建四时，均五行，移节度，定诸记，皆系于斗。"古人根据斗柄指向分四时，厘定二十四节气。详见图8。

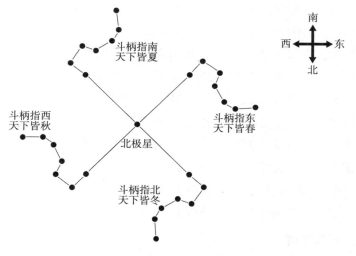

图 8 北斗七星四季方位图

二十四节气是古人观察太阳周年视运动而形成的一种历法体系。下面简要介绍一下用定气法划分二十四节气。定气法是将太阳在黄道上的位置与斗柄所指的星盘方位对应，确定二十四节气。将太阳在黄道上的位置平分为 24 等份，每等份为 15°，以春分点为黄道 0°，由于黄赤交角，所以太阳每走过 15° 的时间并不是均等的，存在着"春分后则迟，秋分后则速"的规律，所以用定气法确定每个节气时间不是均等的，每个节气时间约为 15 天。

立春斗指艮，太阳黄经 315°，公历 2 月 3～5 日交节。

雨水斗指寅，太阳黄经 330°，公历 2 月 18～20 日交节。

惊蛰斗指甲，太阳黄经 345°，公历 3 月 5～7 日交节。

春分斗指卯，太阳黄经 0°，公历 3 月 20～22 日交节。

清明斗指乙，太阳黄经 15°，公历 4 月 4～6 日交节。

谷雨斗指辰，太阳黄经 30°，公历 4 月 19～21 日交节。

立夏斗指巽，太阳黄经 45°，公历 5 月 5～7 日交节。

小满斗指巳，太阳黄经 60°，公历 5 月 20～22 日交节。

芒种斗指丙，太阳黄经 75°，公历 6 月 5～7 日交节。

夏至斗指午，太阳黄经 90°，公历 6 月 21～22 日交节。

小暑斗指丁，太阳黄经 105°，公历 7 月 6～8 日交节。

大暑斗指未，太阳黄经 120°，公历 7 月 22～24 日交节。

立秋斗指坤，太阳黄经 135°，公历 8 月 7～9 日交节。

处暑斗指申，太阳黄经 150°，公历 8 月 22～24 日交节。

白露斗指庚，太阳黄经165°，公历9月7~9日交节。

秋分斗指酉，太阳黄经180°，公历9月22~24日交节。

寒露斗指辛，太阳黄经195°，公历10月8~9日交节。

霜降斗指戌，太阳黄经210°，公历10月23~24日交节。

立冬斗指乾，太阳黄经225°，公历11月7~8日交节。

小雪斗指亥，太阳黄经240°，公历11月22~23日交节。

大雪斗指壬，太阳黄经255°，公历12月6~8日交节。

冬至斗指子，太阳黄经270°，公历12月21~23日交节。

小寒斗指癸，太阳黄经285°，公历1月5~7日交节。

大寒斗指丑，太阳黄经300°，公历1月20~21日交节。

（二）二十八星宿

古人为了便于观测日、月、五星的运行规律，在赤道、黄道附近选取特定的恒星星座，作为观测天象和制订历法的依据。据记载，大概在西周时期（公元前1100—公元前770年），古人已经将太阳和月亮经过的黄道、赤道附近的恒星星座分为二十八星宿。月亮在黄道、赤道附近移行一周所需的时间为二十七天半左右，月亮每天走过一宿。王充在《论衡·谈天》中说："二十八星宿为日、月舍，犹地有邮亭，为长吏廨矣。"

二十八星宿从东方角宿开始，自西向东排列，东、南、西、北不同方位星座形成不同的图案，分别为"左青龙""右白虎""前朱雀""后玄武"。角、亢、氐、房、心、尾、箕，为东方青龙七宿；井、鬼、柳、星、张、翼、轸，为南方朱雀七宿；奎、娄、胃、昴、毕、觜、参，为西方白虎七宿；斗、牛、女、虚、危、室、壁，为北方玄武七宿。四方二十八星宿共占周天365°，根据《汉书·律历志》记载二十八星宿在周天分布的度数如下。详见图9。

东方——角12°、亢9°、氐15°、房5°、心5°、尾18°、箕11°，共75°。

南方——井33°、鬼4°、柳15°、星7°、张18°、翼18°、轸17°，共112°。

西方——奎16°、娄12°、胃14°、昴11°、毕16°、觜2°、参9°，共80°。

北方——斗26°、牛8°、女12°、虚10°、危17°、室16°、壁9°，共98°。

（三）日月五星的运行

1. 太阳运行

古人以二十八星宿记录太阳周年视运动轨迹，确立二十四节气历法体系。木星环绕二十八星宿一周的时间大约为十二年，称为"岁星"。古人把岁星每年在二十八星宿上走过的天区称为"次"，由此将二十八星宿所在的黄赤道区域分为十二星次，并按顺序依次命名为星纪、玄枵、娵訾、降娄、大梁、实沈、鹑首、鹑火、鹑尾、寿星、大火、析木。十二星次也可以对应一年十二个月太阳所经过的天区，从而划分一年二十四节气，故有"日至其初为节，日至其中为中气"之说。在一年之中，太阳每经过一个星次，就包含 2 个节气，刚刚进入这一个星次为"节"，走到这一星次的中部时就是下一个"气"。

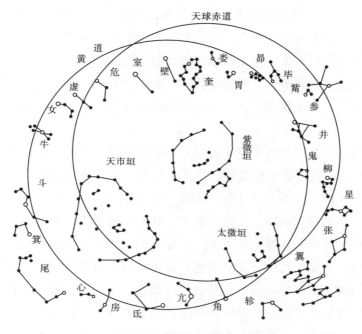

图9 三垣二十八宿示意图

由于地球自转轴的周期性摆动，地球每一次公转都不会回到原来的位置，这种现象称为岁差。同时，二十八星宿为恒星星座，恒星相对于地球的位置也在缓慢地变化，研究发现不同时期的太阳视运动轨迹有一定的差异。《宋史·律历志》中记载："虞喜云，尧时冬至日短星昴，今二千七百余年，乃东壁中，则知每岁渐差之所至。"

《汉书·律历志》记载了太阳运行至二十八宿各宿、各度与二十四节气的对应关系。汉代时期星象图提示：①星纪：大雪，气之初，太阳运行至斗宿十二度；冬至，气之中，太阳运行至牵牛初，终于婺女七度。②玄枵：小寒，气之初，太阳运行至婺女宿八度；大寒，气之中，太阳运行至危宿初，终于危宿十五度。③娵訾：立春，气之初，太阳运行至危宿十六度；雨水，气之中，太阳运行至营室十四度，终于奎宿四度。④降娄：惊蛰，气之初，太阳运行至奎宿五度；春分，气之中，太阳运行至娄宿四度，终于胃宿六度。⑤大梁：清明，气之初，太阳运行至胃宿七度；谷雨，气之中，太阳运行至昴宿八度，终于毕宿十一度。⑥实沈：立夏，气之初，太阳运行至毕宿十二度；小满，气之中，太阳运行至井宿初，终于井宿十五度。⑦鹑首：芒种，气之初，太阳运行至井宿十六度；夏至，气之中，太阳运行至井宿三十一度，终于柳宿八度。⑧鹑火：小暑，气之初，太阳运行至柳宿九度；大暑，气之中，太阳运行至张宿三度，终于张宿十七度。⑨鹑尾：立秋，气之初，太阳运行至张宿十八度；处暑，气之中，太阳运行至翼宿十五度，终于轸宿十一度。⑩寿星：白露，气之初，太阳运行至轸宿十二度；秋分，气之中，太阳运行至角宿十度，终于氐宿四度。⑪大火：寒露，气之初，太阳运行至氐宿五度；霜降，气之中，太阳运行至房宿五度，终于尾宿九度。⑫析木：立冬，气之初，太阳运行至尾宿十度；小雪，气之中，太阳运行至箕宿七度，终于斗宿十一度。

明末张景岳所著《类经图翼·运气》中记载的四季日躔宿度昼夜长短刻数与《汉书·律历志》的宿度存在差异。冬至十一月中，日躔箕宿四度；小寒十二月节，日躔斗宿十度；大寒十二月中，日躔牛宿三度；立春正月节，日躔虚宿一度；雨水正月中，日躔危宿六度；惊蛰二月节，日躔室宿六度；春分二月中，日躔壁宿三度；清明三月节，日躔奎宿九度；谷雨三月中，日躔娄宿六度；立夏四月节，日躔胃宿九度；小满四月中，日躔昴宿八度；芒种五月节，日躔毕宿十一度；夏至五月中，日躔参宿九度；小暑六月节，日躔井宿十三度；大暑六月中，日躔井宿二十八度；立秋七月节，日躔柳宿十度；处暑七月中，日躔张宿五度；白露八月节，日躔翼宿二度；秋分八月中，日躔翼宿十七度；寒露九月节，日躔轸宿十三度；霜降九月中，日躔角宿九度；立冬十月节，日躔氐宿二度；小雪十月中，日躔房宿一度；大雪十一月节，日躔尾宿六度。

2. 月亮运行

《吕氏春秋·圜道》曰："月躔二十八宿，轸与角属，圜道也。"古人最初设立"二十八宿"，是用来记录月亮的运行规律，即恒星月。恒星月是指月亮在恒星间运行回到同一位置的周期。古人很早就已经知道一个"恒星月"的长度为27.32天。在地球上观察月亮，看到月亮朔望一次所需要的平均时间为29.53059天，这就是我们通常所说的"朔望月"。阴历每月初一，完全看不见月亮，为"朔日"；阴历每月十五（或十六），月亮最圆，为"望日"。由于地球自转与公转的原因，恒星月与朔望月时间不同。

月亮绕地球运行的轨迹呈椭圆形。从视运动观测发现，近月点运行速度快，远月点运行速度慢。在一年十二个月中，月亮在黄道周围运行的轨迹有"月行九道”，见图10。

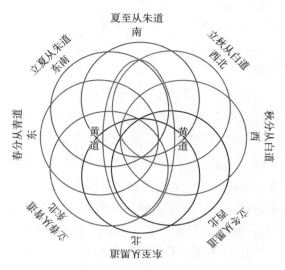

图10　月行九道

《汉书·艺文志》载："月有九行者：黑道二，出黄道北；赤道二，出黄道南；白道二，出黄道西；青道二，出黄道东。立春、春分，月东从青道；立秋、秋分，西从白道；立冬、冬至，北从黑道；立夏、夏至，南从赤道。然用之，一决房中道。青赤出阳道，白黑出阴道。若月失节度而妄行，出阳道则旱风，出阴道则阴雨。"《开元占经》载："月行九道：春行东方青道二，夏行南方赤道二，秋行西方白道二，冬行北方黑道二，四季还行黄道，故月行有亏盈。东西南北随八节也。"故青、赤、白、黑八道，合黄道，共九道。根据月行相对于黄道的位置，有洛书九宫编码，称为月象洛书。

3. 五星运行

五星为太阳系中的五大行星，分别是土星、木星、火星、金星、水星。金星、水星为地内行星，火星、木星、土星为地外行星。土星29.45年运行一周天，与二十八宿的数目基本相符，土星大约每年坐镇一"宿"，故称为"镇星"或"填星"。木星11.86年运行一周天，一周天分为十二次（宫），正好每"岁"进入一个"次"，称为"岁星"。

《黄帝内经》中五星在赤道坐标系二十八宿南北运行所对应的福祸，是五运六气学说的重要内容。古人通过观察五星的顺逆状态、亮度、颜色、行度、驻守的二十八星宿、汇聚多少等，对应在地的气候、物候周期性变化规律。五星运行速度与方向分为迟、留、伏、逆、顺、冲、合等，见图11。

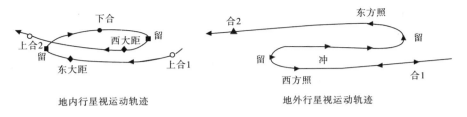

图11　地内行星与地外行星视运动轨迹

五星运行轨道高低远近不同，亮度不同，对地球产生的影响也不相同。古有"五星不失行，则年谷丰昌"的说法。五星亮度分为5个等级：正常的四分之一、正常的二分之一、正常、比正常亮一倍、比正常亮两倍。五星亮度不同，颜色会发生变化。岁星为青，填星为黄，太白为白，荧惑为赤，辰星为黑。

五星的运行轨道面在南北回归线之间。岁运太过之年，五星越过赤道向北回归线运行，"岁运太过，则运星北越，运气相得，则各行其道""气有余，则制己所胜而侮所不胜；其不及，则己所不胜，侮而乘之，己所胜，轻而侮之。侮反受邪，侮而受邪，寡于畏也"。五星在太过、不及之年其运行轨道、颜色、亮度都会发生很大变化，同时也会对自然界产生不同的影响。

第二节　气数——五音六律

天度者，观测日月五星的运行规律。气数者，以纪化生之用，律吕调阳定节气以测地气。五音六律生于天地阴阳二气的交感变化中。古人观天度以纪气数，合五音六律，制定干支历法，数推气运的多少和时空方位，故历法又称作"律历"。《史记·历书》中记载："黄帝使羲和占日，常仪占月，臾区占星气，泠纶造律吕，大桡作甲子，隶首作算数，容成综此六术而著《调历》也。"五音六律与十二月、二十四节气、北斗、二十八宿相应。《史记·律书》曰："王者制事立法，物度轨则，壹禀于六律，六律为万事根本焉。"古人制定度量衡，天地万物皆可度量。

一、五音与六律

中国古代文献中把有标准、有规律、成体系的音高称作"律"。《黄帝内经》中的十二律吕是指12个有标准的音高。阳数为律，阴数为吕。黄钟、太簇、姑洗、蕤宾、夷则、无射为六律。大吕、夹钟、仲吕、林钟、南吕、应钟为六吕。在十二律吕中，以黄钟定宫音，太簇定商音，姑洗定角音，林钟定徵音，南吕定羽音，蕤宾定变徵音，应钟定变宫音。

《汉书·律历志》曰："黄帝使泠纶自大夏之西，昆仑之阴，取竹之解谷生，其窍厚均者，断两节间而吹之，以为黄钟之宫……制十二筒以听凤之鸣，其雄鸣为六，雌鸣亦六，比黄钟之宫，而皆可以生之，是为律本。"传说中泠纶为黄帝的乐官，泠纶通过制造定音用的十二支竹制律管，定音律，定节气。十二支律管长短不一，最长的律管九寸，定为黄钟之数。律管在古代除了有定音律的作用，还有听风、调气、占验等独特作用。

（一）葭管吹灰法

史书中记载"葭管吹灰法"可候时气之至与不至。"葭管"指芦苇的茎，将葭管内薄膜烧成灰，放入长度不一的十二支律管中，埋于地下密室，冬至，最长"黄钟"管内的灰飞腾出，每过一个节气，相应月份特定竹管内的灰就由地气吹散而出，发出不同的声音，这就是定节气。十二支律管中的灰全部飞完就是完整的1岁，见图12。

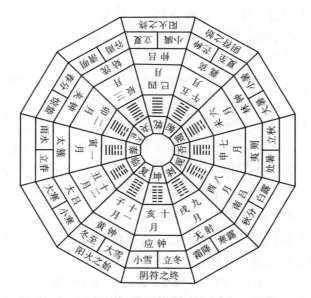

图12 十二律吕对应十二月图

顾植山教授认为在黄帝时代就已经建立了五行学说，且在建立律历的过程中完成了阴阳五行理论的构建和六十甲子的编制。黄帝时代用"葭管飞灰法"发现十二气后，采用了对应的十二个天象来记录和表达十二气：冬至黄钟乐管飞灰，在天上可见到猎户座和御夫座，象形为"子"；大寒大吕乐管飞灰，在天上可见到双子座，象形为"丑"……依次产生十二地支。十二气形成"岁气"周期，黄历是以岁气定年、十二气分主十二月制定的历法，六气上升为律，"黄历"是中华文明的标志，黄帝也被称为"人文始祖"。对自然界五音六律的认识是炎黄文明的标志性成果。

（二）三分损益，隔八隔六相生

古人以"三分损益"制律管，"隔八隔六相生"定五音十二律。黄钟之管长九寸，每一寸等分为九个刻度，共九九八十一等份，将其定为"宫"音的标准音。再按"三分损益"定其他律管的长度，以"隔八隔六"的方式定五音（宫、商、角、徵、羽）与十二律。

古人截竹为管，以"三分损益法"制作的十二支律管应十二月之律。阳下生阴，长管生短管，三损其一则为短；阴上生阳，短管生长管，三益其一则为长。黄钟九寸，为十一月之管，分九为三而去其一，则为六寸，为隔八下生林钟六月之管，又三分林钟之六而益其一，以二加六得八寸，为上生太簇正月之管，如此生十二律。黄钟之音为宫音，其数为九九八十一，三分去其一分二十七，得五十四为徵音；以五十四为三分益一，而加十八，得七十二为商音；以七十二为三分，而损去一分，即减二十四，得四十八为羽音；以四十八为三分，而又添一分，即加十六，得六十四为角音。

十二律相生还有左旋相生与右旋相生之别。《类经图翼·律原》记载："律吕相生，左旋隔八，则右转隔六；右转隔八，则左旋隔六。何谓左旋隔八，右转隔六？如黄生林，林生太，太生南，南生姑，姑生应，应生蕤，蕤生大，大生夷，夷生夹，夹生无，无生仲，仲生黄是也。何谓右转隔八，左旋隔六？如黄生仲，仲生无，无生夹；夹生夷，夷生大，大生蕤，蕤生应，应生姑，姑生南，南生太，太生林，林生黄是也。右转左旋，左右逢源，周而复始，循环无端，乃律吕之妙。古人算律，往而不返，但晓右旋，不知右转，此所以未密也。律管有大小，大生小为下生，小生大为上生，一言尽之矣。黄钟至大而应钟至小，故为上下之终始也。"《史记·律书》五音十二律相生见下表1。

表1　《史记·律书》五音十二律相生表

十二月	子	丑	寅	卯	辰	巳	午	未	申	酉	戌	亥
十二律	黄钟	大吕	太簇	夹钟	姑洗	仲吕	蕤宾	林钟	夷则	南吕	无射	应钟
五音	宫		商		角		变徵	徵		羽		变宫

五音分别是宫、商、角、徵、羽。王冰在《重广补注黄帝内经素问》注解中提到："角谓木音，调而直也。徵谓火音，和而美也。宫谓土音，大而和也。商谓金音，轻而劲也。羽谓水音，沉而深也。"《管子·地员》说："凡听徵，如负猪

豕觉而骇。凡听羽，如鸣马在野。凡听宫，如牛鸣窌中。凡听商，如离群羊。凡听角，如雉登木以鸣，音疾以清。"意思就是，"徵"音如母猪丢失小猪后发出的骇叫声，"羽"音如野马的嘶鸣声，"商"音如离群之羊的咩叫声，"角"音如山鸡登高啼鸣。若以"喉牙舌齿唇"辨五音清浊：宫属喉音，歌为声；商属齿音，哭为声；角属牙音，呼为声；徵属舌音，笑为声；羽属唇音，呻为声。

（三）音律的原理

古人认为气为天地能量的表征，以气的大小来度量能量的多少，同时标注其时间与空间属性，就可以用来描述事物的运动变化状态。就如同现代物理学中"力"的表达方式。"人得天地之气生"谓"天生"，"人得天地之气死"谓"天杀"。古人研究天地气的运行规律，强调顺应自然规律，才能尽"天年"，而不"夭亡"。

天、地、人同气相感，同频震动，律由声出，音以声生。音表达五行之力的时空属性，角、徵、宫、商、羽合木、火、土、金、水之性，太过、不及合十天干。律表达六气之力的时空属性，合风、寒、暑、湿、燥、火之性，正化、对化合十二地支。以黄钟、太簇、姑洗、蕤宾、夷则、无射为阳，是六律，林钟、南吕、应钟、大吕、夹钟、仲吕为阴，是六吕。律生吕，阳生阴为隔八下生。吕生律，阴生阳为隔六上生。每一律吕皆生五音，五六相合，六十甲子为一个周期。

《类经图翼·律原》曰："律乃天地之正气，人之中声也。律由声出，音以声生，礼曰：声成文谓之音。音之数五，律之数六，分阴分阳，则音以宫商角徵羽分太少而为十，故音以应日……律以应辰。一律所生，各有五音，十二律生六十音，因而六之，六六三百六十音以当一岁之日，故曰律历之数，天地之道也。然律吕皆生于黄钟，而黄钟为万事之本，一阳之律也。黄者土德之色，钟者气之所种，所以言其本也；律生于冬至，气起于一阳，所以言其始也。故黄钟之声中而正，合德于土也；黄钟之音重而浊，发声于初也。"

古人制定"度量、权量、衡量"，取法于黄钟，谓黄钟为万事之本。黄钟为音律之首，与天地之气相应。中华文明始终以"人"为本，民以食为天，人得天地之气而生养。古人"造律者以黍"，在中原大地，黍米是人获取能量的主要物质，黍米得天地之气生，以黍米的长度、体积、重量作为制定黄钟律的标准，再以黄钟为标准制定度量衡。《类经图翼·律原》曰："一黍之广，积为分寸以着于度；一黍多少，积为圭合以着于量；一黍铢两，积为轻重以着于权衡。三者皆起于黄钟，故曰万事之本。"

古人算律方法有三种：其一，以黄钟为九寸，每寸九分，共计八十一分；其二，以黄钟为十寸，每寸十分，共计一百分；其三，以黄钟为九寸，每寸十分，共计九十分。

二、二十四节气

音律是天地自然之声。黄钟响起的时候，冬至正好来临，阴气在盛极之后开始衰落，阳气开始发生，这就是一阳生。到了夏至，阳气盛极后衰落，阴气开始发生，这就是一阴生。以律吕来确定二十四节气，这就是"律吕调阳"。《素问·四气调神大论篇》指出："夫四时阴阳者，万物之根本也，所以圣人春夏养阳，秋冬养阴，以从其根，故与万物沉浮于生长之门。逆其根，则伐其本，坏其真矣。"圣人顺应四季阴阳的变化养生治病，谓"圣人不治已病治未病，不治已乱治未乱"。

古人通过二十四节气的划分，认识一年之中时、节、气、候的变化规律。《礼记正义》孔颖达疏曰："中数者，谓十二月中气一周，总三百六十五日四分之一，谓之一岁。朔数者，朔十二月之朔，一周，谓三百五十四日，谓之为年。此是岁、年相对，故有朔数、中数之别。"朔数描述了月亮的视运行规律；中数即中气，描述了太阳周年视运动规律。十二支律管可测二十四节气中的十二个中气：冬至十一月中为黄钟之音，大寒十二月中为大吕之音，雨水正月中为太簇之音，春分二月中为夹钟之音，谷雨三月中为姑洗之音，小满四月中为仲吕之音，夏至五月中为蕤宾之音，大暑六月中为林钟之音，处暑七月中为夷则之音，秋分八月中为南吕之音，霜降九月中为无射之音，小雪十月中为应钟之音。十二个中气对应十二个月，中气循环一周为 365.25 天，为一岁。二十四节气是中华先民对黄河流域气候、物候生化规律的总结，是《黄帝内经》中五运六气理论的干支时间节点。

《素问·六节藏象论篇》曰："五日谓之候，三候谓之气，六气谓之时，四时谓之岁，而各从其主治焉。"五日为一候，三候为一气，二十四节气有七十二候。各候均有与其相应的物候现象。古人通常用两类与生活息息相关的物候来表达二十四节气的变化，一类是自然界河流土地的变化，一类是动植物的变化。现存文献中"七十二候"记录的是黄河流域二十四节气的物候变化，可以指导农事活动以及人们的生活。《逸周书·时训解》论述如下。

立春之日，东风来，大地开始解冻，又五日，蛰虫惊醒，又五日，河流水温上升，鱼儿上至水面，雨水之日，桃花始开，又五日，黄鹂最早感受到春阳之气，开始鸣叫，又五日，鹰化为鸠，鸠为布谷鸟，黄河流域进入春耕季节，惊蛰之日，水獭开始捕鱼，又五日，鸿雁从南方归来，又五日，草木萌动，春分之日，燕子归来，又五日，天气转暖，渐有春雷，又五日，冷暖气流交汇冲击，雷电带来降雨，草木萌发，百花齐放。清明之日，浮萍始生，又五日，鸣鸠拂其羽，"布谷布谷，磨镰扛锄"，布谷鸟欢快的叫声提醒人们别耽误了播种，又五日，戴胜鸟降落桑树枝头，蚕妇开始采桑养蚕。谷雨之日，梧桐树开花，又五日，阳气渐盛，田鼠躲回洞穴，喜欢温暖的鹌鹑开始出来活动，又五日，雨后可见彩虹，雨生百谷，时雨乃降。

立夏之日，蝼蝈始鸣叫，又五日，蚯蚓掘土出地面，又五日，王瓜开始结果。小满之日，苦菜丰满开花，又五日，感寒而生的靡草、葶苈子类植物开始凋亡，又五日，天气更热了，感觉像小暑气候，"小满者，物至于此小得盈满"，北方小麦到了收割季节。芒种之日，草间螳螂出现了，又五日，鵙始鸣，又五日，反舌鸟无声，湿热之气开始萌生，螳螂、伯劳鸟活动起来了，反舌鸟不再躁鸣。夏至之日，太阳到达北回归线，阳气上到头顶，阴气开始萌动，鹿开始换角，老角脱落，又五日，草木渐渐变得阴湿，知了鸣叫于枝头，又五日，在背阴的湿地，半夏开始萌芽。小暑之日，气温越来越热，风中都带着热浪，又五日，蟋蟀进入庭院，又五日，鹰开始准备捕猎。大暑之日，腐草中化生出萤火虫，又五日，土地湿润空气潮湿，又五日，北方大雨时作。

立秋之日，风变得凉爽，又五日，夜间可见草丛地面被露水打湿，又五日，蝉感受到寒意，在风中凄惨地叫着。处暑之日，鹰能捕食大量飞鸟，又五日，天气、地气开始下降，又五日，谷物丰满，开始收割。白露之日，鸿雁从北方归来，又五日，家燕飞向南方，又五日，群鸟开始积存食物。秋分之日，地气下降，不再出现雷声，又五日，蛰虫开始打洞，又五日，地面的水逐渐减少。寒露之日，最后一批鸿雁到来了，又五日，水中的蛤蜊丰满起来，又五日，菊花盛开。霜降之日，豺大量捕猎野兽，又五日，草木枯黄落叶，又五日，蛰虫开始冬眠。

立冬之日，水面开始结冰，又五日，地面也开始封冻，又五日，海中出现大蛤。小雪之日，天上不再出现彩虹，又五日，天气上腾，地气下降，又五日，天地闭藏。大雪之日，寒号鸟不再鸣叫，又五日，老虎开始交配，又五日，马蔺草长出来了。冬至之日，蚯蚓盘结于地下。又五日，麋鹿的角脱落，又五日，地下泉水开始涌动。小寒之日，北飞雁已经感觉到阳气的回归，将要北飞，又五日，喜鹊开始筑巢，又五日，野鸡开始啼叫。大寒之日，母鸡开始下蛋，又五日，猛禽凌空疾飞，捕食猎物，又五日，江河中央结坚冰。

二十四节气七十二候生动地描绘了万物浮沉于生长之门的绝美画卷。从地下的蛰虫萌动到蚯蚓盘结，知道地气之动；从飞燕的南来北往知道天气之寒热；从春雷到秋露知道燥湿的变化；从天地万物而知人的脏腑经络气血运行的规律。若天地气候、物候出现时空节律失常，人的脏腑功能升降出入就会失调，引发情志失调，可能会引起社会动荡。由此可知，在农耕时期，"天人合一"是国泰民安的重要前提。在中医学理论体系中，生命的"天人合一"整体观思想是最核心的基础理论。

第三节　干支与历法

《春秋命历序》记载："天地开辟，万物浑浑，无知无识；阴阳所凭，天体始于北极之野……日月五纬一轮转；天皇出焉……定天之象，法地之仪，作干支以定日月度。"天干承载天之道，地支承载地之道，十天干与十二地支的组合，形成了六十循环的纪元法。后世广泛将干支用于历法、术数、计算、命名等各方面。

在运气学说中，天干和地支是五运六气的推演符号。五运配以天干（天干统运），六气配以地支（地支纪气），根据各年干支组合成的甲子，可以推测六十年中各年岁运盈虚，气令早晏，万物生死，明其用，以察其病。

一、干支释义

《素问·六微旨大论篇》曰："天气始于甲，地气始于子，子甲相合，命曰岁立，谨候其时，气可与期。"甲、乙、丙、丁、戊、己、庚、辛、壬、癸为"十干"，子、丑、寅、卯、辰、巳、午、未、申、酉、戌、亥为"十二支"，两者合称为"干支"，又称为"干枝"。古人将其比作树干与树枝，脉络清晰，经纬分明。《汉书·律历志》曰："天之中数五，地之中数六，而二者为合。六为虚，五为声，周流于六虚。虚者，爻律夫阴阳，登降运行，列为十二，而律吕和矣……此阴阳合德，气钟于子，化生万物者也。故孳萌于子，纽牙于丑，引达于寅，冒茅于卯，振美于辰，已盛于巳，咢布于午，昧薆于未，申坚于申，留孰于酉，毕入于戌，该阂于亥。出甲于甲，奋轧于乙，明炳于丙，大盛于丁，丰茂于戊，理纪于己，敛更于庚，悉新于辛，怀任于壬，陈揆于癸。故阴阳之施化，万物之终始，既类旅于律吕，又经历于日辰，而变化之情可见矣。"甲子用于记录十天干、十二地支的运行，从文义上，符合事物发展的变化规律。

二、干支合阴阳

《素问·阴阳应象大论篇》曰："阴阳者，天地之道也，万物之纲纪，变化之父母，生杀之本始，神明之府也。"阴阳是古人用来描述二分法思维的符号。干支又各具有阴阳属性，天干属阳，地支属阴。见表2、表3。

甲1、丙3、戊5、庚7、壬9属阳，称"阳干"；乙2、丁4、己6、辛8、癸10属阴，称"阴干"。

子1、寅3、辰5、午7、申9、戌11属阳，称"阳支"；丑2、卯4、巳6、未8、酉10、亥12属阴，称"阴支"。

表2　天干阴阳属性表

天干	1	2	3	4	5	6	7	8	9	10
阳干	甲		丙		戊		庚		壬	
阴干		乙		丁		己		辛		癸

表3　地支阴阳属性表

地支	1	2	3	4	5	6	7	8	9	10	11	12
阳支	子		寅		辰		午		申		戌	
阴支		丑		卯		巳		未		酉		亥

三、干支合五行

（一）天干合五行

详见表4。

表4　十天干五行五方归类简表

阴阳	阳	阴	阳	阴	阳	阴	阳	阴	阳	阴
十天干	甲	乙	丙	丁	戊	己	庚	辛	壬	癸
五行	木		火		土		金		水	
方位	东方		南方		中央		西方		北方	
五季	春		夏		长夏		秋		冬	

（二）地支合五行

阴历正月建寅，春三月寅、卯、辰，夏三月巳、午、未，秋三月申、酉、戌，冬三月亥、子、丑。寅、卯属东方木，巳、午属南方火，申、酉属西方金，亥、子属北方水，丑、辰、未、戌属中央土，见表5。

表5 十二地支五行五方归类简表

阴阳	阴	阳	阴	阳	阴	阳	阴	阳	阴	阳	阴	阳
十二地支	亥	子	丑	寅	卯	辰	巳	午	未	申	酉	戌
五行	水	水	土	木	木	土	火	火	土	金	金	土
时间	72 天	18 天	72 天		18 天		72 天		18 天		72 天	18 天
四季	冬		春				夏				秋	

四、干支甲子相合

《素问·天元纪大论篇》曰："所以欲知天地之阴阳者，应天之气，动而不息，故五岁而右迁，应地之气，静而守位，故六期而环会……天以六为节，地以五为制。周天气者，六期为一备；终地纪者，五岁为一周。君火以明，相火以位。五六相合，而七百二十气为一纪，凡三十岁；千四百四十气，凡六十岁，而为一周，不及太过，斯皆见矣。"天数五，五阴五阳为十干。地数六，六阴六阳为十二支。干支相合其最小公倍数为六十，构成了六十个不同的组合，名为"六十花甲子"，见表6。

表6 六十花甲子表

	1	2	3	4	5	6	7	8	9	10
干支	甲子	乙丑	丙寅	丁卯	戊辰	己巳	庚午	辛未	壬申	癸酉
干支	甲戌	乙亥	丙子	丁丑	戊寅	己卯	庚辰	辛巳	壬午	癸未
干支	甲申	乙酉	丙戌	丁亥	戊子	己丑	庚寅	辛卯	壬辰	癸巳
干支	甲午	乙未	丙申	丁酉	戊戌	己亥	庚子	辛丑	壬寅	癸卯
干支	甲辰	乙巳	丙午	丁未	戊申	己酉	庚戌	辛亥	壬子	癸丑
干支	甲寅	乙卯	丙辰	丁巳	戊午	己未	庚申	辛酉	壬戌	癸亥

从上表可以发现干支相合的规律为阳干对阳支，阴干对阴支。即甲、丙、戊、庚、壬配对子、寅、辰、午、申、戌；乙、丁、己、辛、癸配对丑、卯、巳、未、酉、亥。

六十年为一甲子，三十年共有七百二十个节气，叫作"一纪"或"一世"。甲子一周六十年共有一千四百四十个节气。由于干支甲子的阴阳推演变化，五运六气的太过、不及皆在其中。在运气学说中，五运的盛衰以天干的阴阳属性来表示，六气的胜复变化从地支上来推求。

五、干支推算

历法纪元是历法推算的重要节点。从秦国之前的黄帝历、颛顼历、夏历、殷历、周历、鲁历古六历，到三统历、太初历、授时历等，都有历元的计算数据，可以准确推算每一年、每一天的干支甲子标记。"历元"的时间点为甲子年甲子月冬至甲子日夜半朔旦。明代薛方山在《甲子会纪》中说："溯自黄帝命大桡作甲子，贞下起元，从下元厥阴风木运始。以厥阴为下元，则少阴为上元，太阴为中元，复以少阳为下元，则阳明为上元，太阳为中元……与六气相配属。"公元前2697年至公元前2638年是中国历史上第一个甲子，公元前2637年至前2578年是中国历史上第二个甲子……公元前57年至公元3年是第45个甲子，公元4年至公元63年是第46个甲子……1984年是第七十八个甲子周期的开始，依次推算至2043年（癸亥年）而终。第七十九个甲子开始于2044年，如此循环往复。

（一）干支纪年

年干支推算法：据已知公元年数，推求该年年干支。

用已知公元年数减3，得数再除以60，取余数，余数的个位数即为年干数。余数再除以12，得到新的余数，即为年支数。

以公元2022年为例：（2022 – 3）÷60 = 33余数39，9为干支壬。39÷12 = 3余数3，3为地支寅，公元2022年即为壬寅年。

（二）干支纪月

历法中以北斗七星斗柄所指方位作为确定月份的标准，称为斗建（月建）。地支纪月以斗建为依据，月建即为正月建寅，二月建卯，三月建辰，四月建巳，五月建午，六月建未，七月建申，八月建酉，九月建戌，十月建亥，十一月建子，十二月建丑。

地支始于子，为何在一年的正月建寅呢？《类经图翼·气数统论》中说："盖以建子之月（阴历十一月），阳气虽始于黄钟（十一月冬至，一阳生），然犹潜伏地下，未见发生之功。及其历丑（阴历十二月，二阳生）转寅（正月），三阳始备，于是和风至而万物生，萌芽动而蛰藏振，遍满寰区，无非生意，故阳虽始于子，而春必起于寅。是以寅卯辰为春，巳午未为夏，申酉戌为秋，亥子丑为冬，而各分其孟仲季焉。"阴历以立春为岁首，故历法中正月建寅。

月柱地支顺序是固定的，而月柱天干则不固定，须按"五虎遁法"来推求。因正月建寅，求正月干支用"五虎遁法"推求的规律如下。

甲己之年丙作首，乙庚之年戊为头，丙辛之年庚寅上，丁壬壬寅顺行留，若问戊癸何方起，戊癸甲寅去寻求。

（三）干支纪日

快速推算日柱干支方法如下：公元 2000 年元旦是戊午日，欲求任何一天的日干支，皆可以此天为参考。欲求任何一天与 2000 年元旦相距的总天数，假设相距的总天数为 A，则公元 2000 年后某天的日干支求算方法如下：（A－5）÷10，余数 0~9 即为日干；（A－5）÷12，余数 0~11 即为日支。也可以根据当年阳历 1 月 1 日的干支推算，规律是"元旦同五一，下数是七一"。

（四）干支纪时

十二时辰的地支是固定的，即 23~1 点为子时，1~3 点为丑时，3~5 点为寅时，5~7 点为卯时，7~9 点为辰时，9~11 点为巳时，11~13 点为午时，13~15 点为未时，15~17 点为申时，17~19 点为酉时，19~21 点为戌时，21~23 点为亥时。日以子时开始，故日上起时叫"五子遁元"或"五鼠遁元"。其推算歌诀（规律）为：甲己还加甲，乙庚丙作初；丙辛从戊起，丁壬庚子居；戊癸何方法，壬子是真途。

如阴历一九七一年六月十五日午时（即阳历 1971 年 8 月 5 日午时），以此推算是（1971－3）÷60＝32 余 48，根据干支表，余数 48 是辛亥年。六月为未月，据歌诀"丙辛之年庚寅上"，即乙未月。8 月 5 日，根据 1 月 1 日是丙戌日，"元旦同五一，下数是七一"，即 1 月 1 日是丙戌日，7 月 1 日是丁亥日，8 月 5 日是壬戌日。午时根据歌诀"丁壬庚子居"，为丙午时。故阴历 1971 年 8 月 5 日午时为辛亥年、乙未月、壬戌日、丙午时。

第四节　《黄帝内经》医学天文历法简介

《黄帝内经》中用了三类历法知识来构建其理论体系，掌握历法知识，有利于正确理解与应用五运六气理论。

一、太阳历

太阳历是记录太阳周期运动对地球气候、物候影响的历法体系，分为十二月太阳历、十月太阳历、北斗历（九宫八风历）。

（一）十二月太阳历

十二月太阳历又称阳历，以太阳回归年（365.25 天）为背景构建的历法体系。

《素问·六节藏象论篇》云："五日谓之候，三候谓之气，六气谓之时，四时谓之岁。"其中"候""气""时""岁"节点即是这一历法的时间要素。

《素问·六节藏象论篇》与《灵枢·九宫八风》中以太阳周年视运动为标杆，以"大小月三百六十五日而成岁"，通过"积气盈闰"，每四年有一个闰年，为366日。二十四节气中每两个节气虚拟为一个"月"，形成十二个月。

《黄帝内经》中用365之数表示人体腧穴数、溪谷数、肢节数时即为该历法的应用。

（二）十月太阳历

十月太阳历简称"十月历"。该历法在《黄帝内经》《夏小正》《管子》等少数文献中可见，其完整内容保存在彝族的经典书籍《土鲁窦吉》中。《素问·阴阳离合论篇》曰："日为阳，月为阴，大小月三百六十日成一岁，人亦应之。"《素问·六节藏象论篇》中"甲六复而终岁，三百六十日法也"就是例证。

十月历是将一个太阳回归年减去尾数，取整数360日等分为十个月，尾数作为过年节。该历法将一年360天分为十个月（天干纪月），每月36天（每旬12日，地支纪日），每两个月即72天为一行（即一季），五行（季）为一年，从冬至日过年之后算起。每月36天分3个节气，一年30个节气。十月历中将冬至日称为"阳旦"，夏至日称为"阴旦"。上半年的五个月为"阳月"，第一季（甲、乙月）、第二季（丙、丁月）属性依次为"木""火"，均由属阳的月份组成。下半年为"阴月"，第四季（庚、辛月）、第五季（壬、癸月）属性依次为"金""水"，均由属阴的月份组成。唯有第三季（戊、己月）属性为"土"，由一个属"阳"的月份和一个属"阴"的月份组成。每一年所余的5~6天用于2次（分冬至和夏至）过年节，不计入月数的划分。

（三）北斗历（九宫八风历）

北斗历是《黄帝内经》继承了《淮南子·天文训》中记载的历法。该历法是以北斗七星斗柄的旋转为依据，共划分出了二十四节气，每十五日或十五日多一点为一个节气，每四十五日或四十六日为一季，一年365日或366日分为八个时间阶段（《灵枢·九宫八风》），用来预测一年不同时段的气候变化，如自然灾害、疾病流行等。

二、太阴历

太阴历又称"阴历"，是以日、地、月为天文背景构建的历法体系，有年、月、日的时间要素，"月相"变化周期是该历法确立的主要时间节点。"年"是虚拟的，十二个月相变化周期为一年，故一年的时间为354日或355日，太阴历一年较一个太阳回归年约少11天。

《黄帝内经》中用354或355计数的溪谷、腧穴、天癸、月事等都是按照太阴历计算的。如《素问·上古天真论篇》中"二七而天癸至，任脉通，太冲脉盛，月事以时下，故有子"，《素问·腹中论篇》中"年少时，有所大脱血，若醉入房中，气竭肝伤，故月事衰少不来也"，《素问·八正神明论篇》中"月始生，则血气始精，卫气始行；月郭满，则血气实，肌肉坚；月郭空，则肌肉减，经络虚，卫气去，形独居。是以因天时而调血气也。是以天寒无刺，天温无疑。月生无泻，月满无补，月郭空无治，是谓得时而调之。因天之序，盛虚之时，移光定位，正立而待之。故曰月生而泻，是谓脏虚，月满而补，血气扬溢，络有留血，命曰重实；月郭空而治，是谓乱经"等。

三、阴阳合历

（一）传统农历（夏历）

"岁"是天文学概念，是指地球围绕太阳公转一周的实际天文时间（365.25天）。岁以冬至为节点，定岁首为立春。二十四节气的总和是岁，岁是阳历之岁。

"年"是历法学术语，根据日、月、北斗相合作为年的参考时间，来判断气候的变化，预测季节来临。阴历十二月的总和是年，年是阴历之年，年初是正月初一（正朔）。

中国传统农历（或称夏历）是阴阳合历。用一年十二个月记录月亮的阴晴圆缺，用一岁二十四个节气记录太阳的南去北归。太阳视运动一周为一岁，即365.25天。朔望月在黄赤道运行一周为一年，为354天。在现行农历中，将没有中气的朔望月设为闰月，每隔两三年就多出一个月，故历法中有的年份为384天。没有中气（二十四节气之中，奇数位的为节，偶数位的为中气）的阴历月份，设为前一个月的闰月。春节是古代的元旦（民国时引进西历，称西历新年为元旦，农历新年改称春节），也称正朔（正月初一），是历法中新一年的开始。

（二）五运六气历

五运六气历也属于阴阳合历，为医家所独创。《黄帝内经》中"九篇大论"完整地记载了五运六气历的内容，全部历谱可用干支－五运阴阳系统推算出来。五运六气历注重天、地、人的气化周期节律，是中医天人合一观的具体体现。用历法来推演气候变化与生命活动之间的节律性关系。以天度为量天尺,记录自然界的"气数"变化。故《素问·六节藏象论篇》指出:"天度者,所以制日月之行也;气数者,所以记生化之用也。"与其他历法不同的是,五运六气历的显著特征是记录自然气化,而不记录时间,所以五运六气历并不能推算某一时、某一地的气候变化,而是记录一年、一季、每两个节气的气化规律。五运六气历作为医学的推演工具,方便医家将天地人并作一数,把握生命健康与疾病发生的关联性,《素问·六元正纪大论篇》称之为"天道可见,民气可调"。五运六气历是中医学不可缺少的重要组成部分。

第二章　五运六气推演

五运六气理论是研究甲子周期自然－气候－物候－人体生命的整体结构模型。受到历代医家的重视并可有效指导中医临床。五运六气周期性节律主要表现为五运（五行）周期和六气（三阴三阳）周期。

第一节　五运推演

《素问·天元纪大论篇》曰："五运阴阳者，天地之道也。"天地运转产生阴阳变化谓之"道"。研究掌握天地人运行变化的规律，谓之得道。故《素问·五运行大论篇》曰："夫候之所始，道之所生，不可不通也。"掌握天地运行的规律，知始终，前可追，后可查，把握生命运动变化规律，对医者来说至关重要。

古人将天地万物运动变化形式概括为"生、长、化、收、藏"五种，寓以"木、火、土、金、水"五种形态，故五运，也称五行。在五运六气理论中，五运有三，分别为岁运、主运、客运。

一、岁运

（一）十干统运

《素问·天元纪大论篇》曰："帝曰：夫子之言，上终天气，下毕地纪，可谓悉矣……鬼臾区曰：至数之机，迫迮以微，其来可见，其往可追，敬之者昌，慢之者亡，无道行私，必得夭殃，谨奉天道，请言真要……臣闻之，甲己之岁，土运统之；乙庚之岁，金运统之；丙辛之岁，水运统之；丁壬之岁，木运统之；戊癸之岁，火运统之。"

岁运，又称中运、大运，统管全年的五运之气。岁运能反映全年的气候特征、物化特点及发病规律等情况。

《素问入式运气论奥》曰："天分五气，地列五行，五气分流，散于其上，经于列宿，下合方隅，则命之为五运。"《素问·五运行大论篇》曰："丹天之气经于牛女戊分，黅天之气经于心尾己分，苍天之气经于危室柳鬼，素天之气经于亢氐昴毕，玄天之气经于张翼娄胃。所谓戊己分者，奎壁角轸，则天地之门户也。"

五气经天化五运是十干统运确立的依据。经，横贯之义。《奇门遁甲经》曰："六戊为天门，六己为地户，晨暮占雨，以西北、东南。"因日、地、月、五星的规律运行，形成了天干配五行的运行规律。以二十八星宿为坐标，五星呈周期性出没规律，在天空中相对应的位置可以观察到五行之气的颜色。如图所示：横贯于二十八星宿牛女戊分（奎壁）的土黄色之气，出现在运星为镇星的甲己之岁，余者同理。丹、黅、苍、素、玄是红、黄、青、白、黑五色之气。

何谓"天门地户"？五气经天化五运图（图13）是天地运行方位图。图中十天干的方位为：东方甲乙木，南方丙丁火，西方庚辛金，北方壬癸水，中央戊己土。古人将天地视为一个大系统，五气运行属性不同，土气运行于地，水气、木气运行于地之下，火气、金气运行于地之上，故将戊、己寄于辰、戌土位。因土旺四时，丑、未、辰、戌为十二地支主土气的方位。辰戌之位对应的二十八星宿是奎壁角轸。地户在"龙头凤尾"之间，青龙之头为角宿，朱雀尾巴为轸宿，故角轸分地户。天门位于"虎头蛇尾"之间，白虎之头为奎宿，玄武之尾巴为壁宿，故奎壁之交为天门。奎壁为春分之时，此时天门开，地气升腾，万物生长。日入角轸为秋分之时，此时地户闭，地气下降，万物收藏。

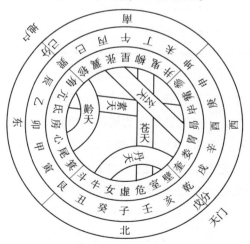

图13 五气经天化五运图

（二）推求方法

干上起运，即岁运从年干推算。《素问·五运行大论篇》曰："鬼臾区曰：土主甲己，金主乙庚，水主丙辛，木主丁壬，火主戊癸。"

年干支推算的简单记忆法，以年的尾数来对应，有如下关系，见表7。

表7　五运属性表

天干	甲	己	乙	庚	丙	辛	丁	壬	戊	癸
年份尾数	4	9	5	0	6	1	7	2	8	3
阴阳	阳	阴	阴	阳	阳	阴	阴	阳	阳	阴
五运	土		金		水		木		火	
五音建运	宫		商		羽		角		徵	
太少相生	太宫	少宫	少商	太商	太羽	少羽	少角	太角	太徵	少徵
五运太过不及	太过	不及	不及	太过	太过	不及	不及	太过	太过	不及

《素问·五运行大论篇》曰："故燥胜则地干，暑胜则地热，风胜则地动，湿胜则地泥，寒胜则地裂，火胜则地固矣。"岁运不同，表现为不同的六气特征，见表8。

表8　五运气候影响表

年干	大运	气候
甲、己	土	湿胜
乙、庚	金	燥胜
丙、辛	水	寒胜
丁、壬	木	风胜
戊、癸	火	暑胜、火胜

（三）太过不及

岁运的气化有太过与不及之分。太过之年运气旺，不及之年运气衰少。在上应五星运行的太过与不及，在地表现为动植物的繁育、损耗。《素问·气交变大论篇》曰："各从其气化也。"即岁星（木星）之化，风应之；荧惑（火星）之化，热应之；镇星（土星）之化，湿应之；太白（金星）之化，燥应之；辰星（水星）之化，寒应之。又有"岁土太过，雨湿流行……岁水太过，寒气流行……岁火太过，炎暑流行……岁金太过，燥气流行……岁木太过，风气流行""岁土不及，风乃大行……岁水不及，湿乃大行……岁火不及，寒乃大行……岁金不及，炎火乃行……岁木不及，燥乃大行"之说。

"岁运太过，则运星北越，运气相得，则各行其道"，阳干属于岁运太过，上应运星北越，这就是阳干太过的天文机制。所谓运星北越，是指主岁行星轨道向北偏离。运气相得的平气之年，五星各行其道。

五星在赤道坐标系二十八星宿南北运行，产生五气亢害承制的不同结果。盖金、木、水、火、土并行其化，互有休、囚、王、相、死之不同。《运气论奥谚解》中说"时者为'王'，为助者为'相'，受克者为'死'，克者为'囚'，生者为'休'"。《素问·五运行大论篇》中："气有余，则制己所胜而侮所不胜；其不及，则己所不胜侮而乘之，己所胜轻而侮之。侮反受邪，侮而受邪，寡于畏也。"

（四）交司时刻

《素问·天元正纪大论篇》曰："运太过则其至先，运不及则其至后，此候之常也。"太过之年，时未至而气先到，即所谓的"未至而至"；不及之年，时已至而气未到，即所谓的"至而未至"。太过之年在大寒前13日交运，不及之年在大寒后13日交运。

二、主运

主运代表一年五季的主要气候特征，按五行相生，分五步运行，始于木终于水。一年五时之运，与五季意义相似，历年不变。五运分主五时，即木为初运应春，火为二运应夏，土为三运应长夏，金为四运应秋，水为终运应冬。

（一）交司时刻

每年主运的交运日是自大寒日起运，每运主七十三天零五刻，五运共计三百六十五日零二十五刻，正合周天之数。每年大寒日起交初运，至春分后十三日交二运，至芒种后十日交三运，至处暑后七日交四运，至立冬后四日交终运。交运时刻随着年份不同，气候不同，各年主运、初运的具体交司时刻略有差异。

古人将十二个时辰（24小时）定为百刻，每个时辰为八刻二十分，一刻为六十分，换算为分钟则每刻为14.4分钟，每分为0.24分钟，我们平时经常说一刻钟，大约就是15分钟。《类经图翼·运气·每日气数百刻六千分解》曰："每日十二时，每时得八刻二十分，每刻分为六十分。分八刻为前后，则前四刻为初四刻，后四刻为正四刻。分二十分为前后，则前十分为初初刻，后十分为正初刻。二十分者，即每刻六十分之二十也。"见表9。

表9　每日气数百刻分解表

初刻					正刻				
初初刻	初一刻	初二刻	初三刻	初四刻	正初刻	正一刻	正二刻	正三刻	正四刻
10分	60分	60分	60分	60分	10分	60分	60分	60分	60分

主运交司具有如下特征：①一年为三百六十五日二十五刻，一天为一百刻，故初运交司时间逐年依次推移三个时辰。各年的二运、三运、四运、五运起运的具体时间也随之推移三个时辰。②每年有三百六十五日又四分之一天，四年闰一日，故各年初运起运时刻中存在四年一周期的规律：子辰申年同，丑巳酉年同，寅午戌年同，卯未亥年同。见表10。

表10 各年主运交司时间表

主运	初运	二运	三运	四运	五运
交司日	大寒日起	春分后十三日	芒种后十日	处暑后七日	立冬后四日
子、辰、申年交司时辰	寅初初刻起	寅正一刻起	卯初二刻起	卯正三刻起	辰初四刻起
丑、巳、酉年交司时辰	巳初初刻起	巳正一刻起	午初二刻起	午正三刻起	未初四刻起
寅、午、戌年交司时辰	申初初刻起	申正一刻起	酉初二刻起	酉正三刻起	戌初四刻起
卯、未、亥年交司时辰	亥初初刻起	亥正一刻起	子初二刻起	子正三刻起	丑初四刻起

（二）推求方法

主运五步有太过、不及之别。在推求主运时，运用"五音建运""太少相生""五步推运"等方法推求。

1. 五音建运、太少相生

（1）五音：土曰宫，金曰商，木曰角，火曰徵，水曰羽。

（2）太过与不及：在阳年则曰太，在阴年则曰少。阳干为阳年，阴干为阴年。阴阳相生，一动一静，阴阳之道。故甲为阳土，生乙为少商；乙为阴金，生丙为太羽；丙为阳水，生丁为少角；丁为阴木，生戊为太徵；戊为阳火，生己为少宫；己为阴土，生庚为太商；庚为阳金，生辛为少羽；辛为阴水，生壬为太角；壬为阳木，生癸为少徵；癸为阴火，复生甲为太宫，见图14。

2. 五步推运

主运始于木角音，循五行相生之序，终于水羽音，年年不变。但初运是太还是少，即各年主运五步是太过还是不及，就需要用五步推运法。在"五音建运太少相生图"中找出相应位置的主时之运，然后按逆时针方向上推，见角即止，即为该年初运，后循太少相生来定二、三、四、终运的太少或循五音建运太少相生图顺时针顺序即得各步太少。

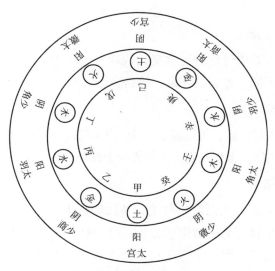

图14 五音建运太少相生图

主运的太少排列取决于岁运，如甲年岁运属太宫。五步推运从五音建运太少相生图中太宫起，按逆时针方向推移，见角即止，是为太角，可知甲年主运的初运为太角。再按太少相生之理，则二运为少徵，三运为太宫，四运为少商，终运为太羽。为什么要逆推至角？因为主运每年不变，初运木，必起于角，然太少不定，要根据当年岁运决定。详见表11、表12。

表11 主运五步推运

甲年主运	太角	少徵	太宫	少商	太羽

表12 主运五步太少相生表

年干	初运→二运→三运→四运→终运
甲	太角木→少徵火→太宫土→少商金→太羽水
乙	太角木→少徵火→太宫土→少商金→太羽水
丙	太角木→少徵火→太宫土→少商金→太羽水
丁	少角木→太徵火→少宫土→太商金→少羽水
戊	少角木→太徵火→少宫土→太商金→少羽水
己	少角木→太徵火→少宫土→太商金→少羽水
庚	少角木→太徵火→少宫土→太商金→少羽水
辛	少角木→太徵火→少宫土→太商金→少羽水
壬	太角木→少徵火→太宫土→少商金→太羽水
癸	太角木→少徵火→太宫土→少商金→太羽水

三、客运

客运是指一年五季中气候的异常变化规律，一年中五时的运行顺序随岁运的变化而不同，年年不同，如客之往来，故名客运。

（一）交司时刻

客运分主一年五时之运，每运各主七十三天零五刻，合计三百六十五日零二十五刻，按五行相生之序，太少相生，十年为一个循环，客运交司时刻与主运相同。

（二）推求方法

据《素问·六元正纪大论篇》所论，客运的推求方法如下。①先排列主运的太少：主运五步太少排列见主运推求方法。②再排列客运：客运是以该年的岁运为初运。如甲为土太过，则甲年客运初运为太宫，再按照主运确立的太少，排列客运其余四运。见表13。

表 13　客运五步推运

甲年主运	太角	少徵	太宫	少商	太羽
甲年客运	太宫	少商	太羽	太角	少徵

值得注意的是：客运每步不一定全是太少相生。因主运遵循太少相生，客运中每步的太少已经在主运中确定，客运只要重新排列即可。十干五运主运、客运排列见表14。

表 14　十干五运主运、客运排列表

年干	大运		主运					客运				
	五运	五音	初运	二运	三运	四运	终运	初运	二运	三运	四运	终运
甲	土	太 宫	太角	少徵	太宫	少商	太羽	太宫	少商	太羽	太角	少徵
己		少	少角	太徵	少宫	太商	少羽	少宫	太商	少羽	少角	太徵
乙	金	少 商	太角	少徵	太宫	少商	太羽	少商	太羽	太角	少徵	太宫
庚		太	少角	太徵	少宫	太商	少羽	太商	少羽	少角	太徵	少宫
丙	水	太 羽	太角	少徵	太宫	少商	太羽	太羽	太角	少徵	太宫	少商
辛		少	少角	太徵	少宫	太商	少羽	少羽	少角	太徵	少宫	太商
丁	木	少 角	少角	太徵	少宫	太商	少羽	少角	太徵	少宫	太商	少羽
壬		太	太角	少徵	太宫	少商	太羽	太角	少徵	太宫	少商	太羽
戊	火	太 徵	少角	太徵	少宫	太商	少羽	太徵	少宫	太商	少羽	少角
癸		少	太角	少徵	太宫	少商	太羽	少徵	少宫	少商	太羽	太角

第二节　六气推演

《素问·天元纪大论篇》曰："天有五行御五位，以生寒暑燥湿风……阴阳之气各有多少，故曰三阴三阳也……寒暑燥湿风火，天之阴阳也，三阴三阳上奉之。"六气，即风、热、湿、火、燥、寒六种气候变化。六气与三阴三阳相合即风化厥阴，热化少阴，湿化太阴，火化少阳，燥化阳明，寒化太阳。地支纪气，六气分为主气、客气。

主气描述了日地关系，《黄帝内经》中称之为"地理之应"，主四时之长令。在地的六气，年年不变，称之为主气。一日之中，卯时为显明，为黎明时分，太阳即将出地平线。一年之中，春分为显明，太阳行至赤道附近。春分之后依次为少阴君火、少阳相火、太阴湿土、阳明燥金、太阳寒水、厥阴风木。故《素问·六微旨大论篇》曰："愿闻地理之应六节气位何如？岐伯曰：显明之右，君火之位也；君火之右，退行一步，相火治之；复行一步，土气治之；复行一步，金气治之；复行一步，水气治之；复行一步，木气治之；复行一步，君火治之。相火之下，水气承之；水位之下，土气承之；土位之下，风气承之；风位之下，金气承之；金位之下，火气承之；君火之下，阴精承之。"

客气为在天的六气，如客人来来往往，变动不居。客气描述了五星与地球相对位置变化导致地球六气变化。客气变化以"岁支"记之。其规律为"子午之上，少阴主之；丑未之上，太阴主之；寅申之上，少阳主之；卯酉之上，阳明主之；辰戌之上，太阳主之；巳亥之上，厥阴主之"。客气按照一定的次序运动，依次为少阳、阳明、太阳、厥阴、少阴、太阴。故《素问·六微旨大论篇》曰："愿闻天道六六之节盛衰何也？岐伯曰：上下有位，左右有纪。故少阳之右，阳明治之；阳明之右，太阳治之；太阳之右，厥阴治之；厥阴之右，少阴治之；少阴之右，太阴治之；太阴之右，少阳治之。此所谓气之标，盖南面而待也。故曰：因天之序，盛衰之时，移光定位，正立而待之。此之谓也。"

一、主气

（一）主气六步

主气分主一年六个不同阶段的气化常令。《素问·六节藏象论篇》曰："五日谓之候，三候谓之气，六气谓之时，四时谓之岁，而各从其主治焉。"

一年二十四节气，分六步，每步四个节气，各主一气。每步主六十天零八十七刻半。

主气六步为初之气厥阴风木、二之气少阴君火、三之气少阳相火、四之气太阴湿土、五之气阳明燥金、六之气太阳寒水。六步之气始于厥阴风木，而终于太阳寒水，按五行相生之序运行，即木、火、土、金、水，年年如此。

（二）交司时刻

主气交司时刻以四年为一个周期，初之气的交司时刻与主运、客运的交司时刻相同。《素问·六微旨大论篇》曰："日行一周，天气始于一刻，日行再周，天气始于二十六刻，日行三周，天气始于五十一刻，日行四周，天气始于七十六刻，日行五周，天气复始于一刻，所谓一纪也。"一日水下百刻，一岁计周天三百六十五日零二十五刻，四岁共积盈百刻。所以寅、午、戌三年，六气交司时刻会同，卯、未、亥三年，六气交司时刻会同，辰、申、子三年，六气交司时刻会同，巳、酉、丑三年，六气交司时刻会同，周流不息，终而复始。见表15。

表15　主气六步交司时刻表

主气	初之气	二之气	三之气	四之气	五之气	终之气
节气交运	大寒日	春分日	小满日	大暑日	秋分日	小雪日
子、辰、申年交司时刻	寅初初刻	子正初刻	亥初初刻	酉正初刻	申初初刻	卯正初刻
丑、巳、酉年交司时刻	巳初初刻	卯正初刻	寅初初刻	子正初刻	亥初初刻	酉正初刻
寅、午、戌年交司时刻	申初初刻	午正初刻	巳初初刻	卯正初刻	寅初初刻	子正初刻
卯、未、亥年交司时刻	亥初初刻	酉正初刻	申初初刻	午正初刻	巳初初刻	卯正初刻

二、客气

（一）客气六步

《类经图翼·客气图解》曰："客气者，天气也，在天为气，动而不息，乃为天之阴阳，分司天在泉左右四间之六气者是也。故三阴三阳之气，更迭主时而行天令，以加临于主气之上，而为一岁之变化。"见表16。

表 16　地支化客气六气表

十二地支	子、午	丑、未	寅、申	卯、酉	辰、戌	巳、亥
司天	少阴君火	太阴湿土	少阳相火	阳明燥金	太阳寒水	厥阴风木
在泉	阳明燥金	太阳寒水	厥阴风木	少阴君火	太阴湿土	少阳相火

地支化六气司天歌诀：子午少阴化君火，丑未太阴湿土分，寅申少阳化相火，卯酉阳明化燥金，辰戌太阳化寒水，巳亥风木为厥阴。

客气六步交司时间与主气相同。客气六步顺序不同，客气六步顺序为先三阴、后三阳。见表 17。

表 17　客气六步运行顺序

一阴	二阴	三阴	一阳	二阳	三阳
厥阴风木	少阴君火	太阴湿土	少阳相火	阳明燥金	太阳寒水

（二）司天之气、在泉之气、间气

客气六步包括司天之气、在泉之气以及左右四间气，以行天之化令。

1. 司天之气、在泉之气

《素问·六元正纪大论篇》曰："数之始，起于上而终于下，岁半之前，天气主之，岁半之后，地气主之，上下交互，气交主之，岁纪毕矣。故曰：位明气月可知乎，所谓气也。"条文中"天气"指司天之气，主管上半年的气候变化。"地气"指在泉之气，主管下半年的气候变化。《素问·五运行大论篇》曰："子午之上，少阴主之；丑未之上，太阴主之；寅申之上，少阳主之；卯酉之上，阳明主之；辰戌之上，太阳主之；巳亥之上，厥阴主之。"

2. 间气

《素问·六微旨大论篇》曰："上下有位，左右有纪。"司天在上，在泉在下。左右分别为左右间气。客气六步，司天位在三之气，在泉位在终之气，初之气、二之气、四之气、五之气皆为间气。上半年司天司令，面北而治，左间为四之气，右间为二之气。下半年在泉司令，面南而治，左间为初之气，右间为五之气。见图 15。

《素问·五运行大论篇》曰："所谓上下者，岁上下见阴阳之所在也。左右者，诸上见厥阴，左少阴右太阳；见少阴，左太阴右厥阴；见太阴，左少阳右少阴；见少阳，左阳明右太阴；见阳明，左太阳右少阳；见太阳，左厥阴右阳明。所谓面北而命其位，言其见也。帝曰：何谓下？岐伯曰：厥阴在上则少阳在下，左阳明右太阴；少阴在上则阳明在下，左太阳右少阳；太阴在上则太阳在下，左厥阴右阳明；少阳在上则厥阴在下，左少阴右太阳；阳明在上则少阴在下，左太阴右厥阴；太阳在上则太阴在下，左少阳右少阴。所谓面南而命其位，言其见也。"

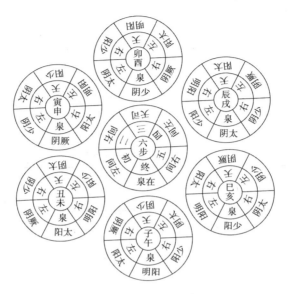

图15 司天在泉左右间气图

第三章　五运六气之气化

第一节　五运之气化

一、五行生成数

五行是中国古人描述自然形质的术语。《五行大义》曰："夫万物自有体质。圣人象类而制其名……五行为万物之先。形用资于造化，岂不先立其名。然后明其体用。"张景岳曰："五行之理，原出自然，天地生成，莫不有数，圣人察河图而推定之。其序曰：天一生水，地六成之；地二生火，天七成之；天三生木，地八成之；地四生金，天九成之；天五生土，地十成之。"《素问·六元正纪大论篇》曰："太过者其数成，不及者其数生，土常以生也。"甲、丙、戊、庚、壬太过之年，其数应成；乙、丁、己、辛、癸不及之年，其数应生。唯土应生数者。九篇大论中，寒化一、寒化六、灾一宫、灾三宫之类，皆由生成数来定。生成数表达气化之盛衰，五运六气理论察生成之数以求运气虚实。

二、五运三气之纪

五运三气是指五运之气太过、不及和平气。《类经图翼》中三气歌为：敷和发生委和木，升明赫曦伏明火，审平坚成从革金，备化敦阜卑监土，静顺流衍涸流水，平气太过不及数。平气之年气候温和，民病较少；太过、不及之年气候变化剧烈，则民病较多。

一般来说，阳干之年，岁运之气太过，阴干之年，岁运之气不及。岁运太过，为本气流行；岁运不及，为克己之气流行。太过之年，时未至而气先到，在大寒节前十三日交运。不及之年，时已至而气未到，在大寒节后十三日交运。太过之年本气盛行，相应脏腑得助，不及之年，本气衰弱，克己之气偏盛，相应的脏腑亦表现为偏衰、被克之象。如下表18。

表18　五运太过不及脏腑相应图

五运	太过		相应脏腑	不及		相应脏腑
土	甲	雨湿流行	脾、肾	己	风乃大行	脾、肝、肺
金	庚	燥气流行	肺、肝	乙	炎火大行	肺、心、肾
水	丙	寒气流行	肾、心	辛	湿乃大行	肾、脾、肝
木	壬	风气流行	肝、脾	丁	燥乃大行	肝、肺、心
火	戊	炎暑流行	心、肺	癸	寒乃大行	心、肾、脾

三、胜复郁发

岁运太过、不及所产生的亢害承制变化，称为胜复郁发。

（一）胜复

1. 胜气

运气偏胜，为胜气，胜气克制所胜之气。如丙年水气太过，水能克火，水为胜气；丁年木运不及，金胜木，则金气为胜气。

2. 复气

复气是对胜气的报复之气，对胜气起制约作用。有胜气必有郁，郁久必产生复气，故无胜气则无复气。如甲年土运太过，土来克水，水能生木，木来复土，制约土气之胜；丁年木运不及，金克木，木郁而生火，火能克金，子报母仇，则火为复气，以报复金气对木气的克制。

如《素问·气交变大论篇》曰："岁土太过，雨湿流行，肾水受邪。民病腹痛，清厥意不乐，体重烦冤，上应镇星。甚则肌肉萎，足痿不收，行善瘛，脚下痛，饮发中满食减，四肢不举。变生得位，脏气伏，化气独治之，泉涌河衍，涸泽生鱼，风雨大至，土崩溃，鳞见于陆，病腹满溏泄肠鸣，反下甚而太溪绝者死不治，上应岁星。"六甲太宫土运，土胜，水受克，水之子木来复之。土运太过的年份，镇星主令，雨水较多，湿气流行，化气重，封藏之力不足，人易腹痛、怕冷、手足凉、闷闷不乐、身体沉重烦满。湿气太过，木气失于疏泄则肌肉萎缩、步志无力、脚痛、步态不稳。水饮停于中而生胀满，饮食减少，四肢沉重。严重者土克水伏，木气来复，可见大风暴雨，江河泉涌，河流决堤，鱼儿被雨水冲到陆地，干涸的河流可见鱼儿生长。在人可能出现肠鸣腹胀、溏泻等症。如果太溪脉绝，肾气竭，提示病情凶险，死不治，上应天上的木星。

（二）郁发

郁发是指五运被郁至极而待时爆发。郁发是一种反克现象。《素问·六元正纪大论篇》曰："有怫之应而后报也，皆观其极而乃发也，木发无时，水随火也。谨候其时，病可与期，失时反岁，五气不行，生化收藏，政无恒也。"运被压抑的反应是在之后观察是否有本气为患，郁气发生的程度随运被压抑的程度而定。郁发产生的原因是"五运的太过不及，郁极而发"。郁发在人体则表现为郁发所主之脏器的病变或所胜之脏器的病变。胜复、郁发是自然界气候变化的自稳调节机制，天人同道，人亦如此。

五郁之发，各有其候。水运被压制而后发，会出现冰雹降雪天气；土运被压制而后发，会出现突降暴雨；木运被压制而后发，会出现狂风摧屋折树现象；金运被压制而后发，会出现清凉干燥之天气；火运被压制而后发，会出现闷热熏蒸的气候。《素问·六元正纪大论篇》曰："水发而雹雪，土发而飘骤，木发而毁折，金发而清明，火发而曛昧。"

五郁之发各有不同的时间段。"土发、火发在四之气，金发在五之气，木发无时，水发在二火前后"。郁发的时间一般为一个气的时间段（60天），严重的郁发可以多延续半个气（30天）。如癸卯年，火运不及，火气被抑郁，就要在大暑四之气时观察是否有郁发之象。《素问·六元正纪大论篇》曰："土郁之发，岩谷震惊，雷殷气交，埃昏黄黑，化为白气，飘骤高深，击石飞空，洪水乃从，川流漫衍，田牧土驹。化气乃敷，善为时雨，始生始长，始化始成。故民病心腹胀，肠鸣而为数后，甚则心痛胁䐜，呕吐霍乱，饮发注下，胕肿身重。云奔雨府，霞拥朝阳，山泽埃昏，其乃发也。以其四气，云横天山，浮游生灭，怫之先兆。金郁之发……其气五。夜零白露，林莽声凄，怫之兆也。水郁之发……其气二火前后。太虚深玄，气犹麻散，微见而隐，色黑微黄，怫之先兆也。木郁之发……其气无常。长川草偃，柔叶呈阴，松吟高山，虎啸岩岫，怫之先兆也。火郁之发……其气四。动变则静，阳极反阴，湿会乃化乃成。华发水凝，山川冰雪，焰阳午泽，怫之先兆也。"

在治疗方面，《黄帝内经》中明示应"木郁达之，火郁发之，土郁夺之，金郁泄之，水郁折之，然调其气"。

四、五运客主加临

张景岳说："五运之化有常数，客主之运有逆顺也。"五运客主加临是指客运加临在主运之上，看两者相得还是不相得。如甲己之年，主运初运为木，客运初运为土，主运二运为火，客运二运为金。初运木克土，二运火克金，主运每步皆克客运。乙庚年是客运每步皆克主运，戊癸年是主运生客运，丁壬年是主客运相同，丙辛年则是客运生主运。

第二节　六气之气化

一、天地合气，六节分

《素问·六节藏象论篇》曰："天度者，所以制日月之行也；气数者，所以纪化生之用也。"体现了"天人合一""并行一数"的思想。研究"气数"规律以达到"纪化生"之用。因此，"气数"可以简单概括为天地人的能量化合。天地之间的阴阳变化表现为能量的循环。天的能量称为"天气"，地的能量称为"地气"，人的能量称为"人气"。天气下降，经过30天入地，转化为地气，地气上升，经过30天转化为天气，天地阴阳之气冲和浑然一共需要60日。

《素问·至真要大论篇》曰："天地合气，六节分。"根据阴阳之气的多少，分为厥阴、少阴、太阴、少阳、阳明、太阳六气。《素问·六微旨大论篇》曰："位有终始，气有初中，上下不同，求之亦异也……帝曰：何谓初中？岐伯曰：初凡三十度而有奇，中气同法。帝曰：初中何也？岐伯曰：所以分天地也……岐伯曰：初者地气也，中者天气也。帝曰：其升降何如？岐伯曰：气之升降，天地之更用也。帝曰：愿闻其用何如？岐伯曰：升已而降，降者谓天；降已而升，升者谓地。天气下降，气流于地；地气上升，气腾于天。故高下相召，升降相因，而变作矣。"王冰注："气之初，天用事，天用事则地气上腾于太虚之内。气之中，地气主之，地气主则天气下降于有质之中。"一个太阳回归年为365.25日，被六气均分，每气为60.875日，每气分初、中，各有30.4375日。初气、中气分别代表天地阴阳二气，二者相差30.4375日。

以冬至为例，冬至太阳行至南回归线，天气最冷，而地气最冷在大寒，从冬至到小寒和大寒是大地积寒的过程，大寒到立春，即冬至后45天，立春是人感觉气温最冷的时候，但立春一到，天气便开始上升。故《素问·脉要精微论篇》曰："是故冬至四十五日，阳气微上，阴气微下；夏至四十五日，阴气微上，阳气微下。"同理，最热的时节不在夏至，而在三节之后的立秋。寒热平均的节气不在春分、秋分，而在各自三节之后的立夏与立冬。

一岁之气数始于大寒，大寒到春分为初之气，春分到小满为二之气，小满到大暑为三之气，大暑到秋分为四之气，秋分到小寒为五之气，小寒到大寒为六之气。

二、六气的正化与对化

寒、热、燥、湿、风、火为六气的本元之气。六气的阴阳各有多少，用三阴三阳标记之。六气与地支相合，代表不同年份气化之特点。《素问·天元纪大论篇》曰："子午之岁，上见少阴；丑未之岁，上见太阴；寅申之岁，上见少阳；卯酉之岁，上见阳明；辰戌之岁，上见太阳；巳亥之岁，上见厥阴。少阴所谓标也，厥阴所谓终也。厥阴之上，风气主之；少阴之上，热气主之；太阴之上，湿气主之；少阳之上、相火主之；阳明之上，燥气主之；太阳之上，寒气主之。所谓本也，是谓六元。"

正化和对化，是运气术语。六气生成于天地之中，古人将其化生的特点归纳为正化与对化。正化就是六气与方位、月建季节的五行属性相合，为气之正位；对化就是六气与方位、月建季节的属性相反，为气相冲之对位。如子午配少阴君火，君火位于南方离位，午居离位，故午为火的正化位，子居坎位，是与火相对的虚化位，称为对位，故君火正化于午，对化于子。丑未配太阴湿土，土居中央，寄于西南坤位为其正位，东北是其对位，故湿土正化于未，对化于丑。巳亥配厥阴风木，木生于北方亥水，故风木正化于亥，对化于巳。寅申配少阳相火，火有君相，寅为其正位，故正化于寅，对化于申。卯酉配阳明燥金，酉居西方，故正化于酉，对化于卯。辰戌配太阳寒水，子位为水位，为君火对化位，而金能生水，戌居西北属金，故燥金正化于戌，对化于辰。

对于六气正化、对化，从天气、地气方面理解。少阴君火生于午，成于子，夏至到冬至，天气之生热于午位到地气之成热于子位，故为子午少阴君火；太阴湿土生于未，成于丑，大暑至大寒，天气之极湿于未位到地气之极湿于丑位，故为丑未太阴湿土；少阳相火生于寅，成于申，立春至立秋，天气生相火于寅位到地气成相火于申位，故为寅申少阳相火；阳明燥金生于酉，成于卯，秋分到春分，天气生燥气于酉位到地气成燥气于卯位，故为卯酉阳明燥金；太阳寒水生于戌，成于辰，大雪至芒种，天气生寒气于戌位到地气成寒气于辰位，故为辰戌太阳寒水；厥阴风木生于亥，成于巳，立冬至立夏，天气生风气于亥位到地气成风气于巳位，故为巳亥厥阴风木。这也是十二地支正化、对化的结果。

一般认为正化之年天气实，司天之气作用强；对化之年天气虚，司天之气作用弱。《玄珠密语·天元定化纪》曰："正化为本，对化为标。即厥阴正化于亥，风化三，本也，故生数。对司于巳，风化八，标也，故成数。少阴正司午，热化二，本也，故生数。对司于子，热化七，标也，故成数。太阴正司于未，对司于丑，皆雨化五。土无成数也，故只生数。少阳正司于寅，火化二，本也，故生数。对司于申，火化七，标也，故成数。阳明正司于酉，燥化四，本也，故生数。对司于卯，燥化九，标也，故成数。太阳正司于戌，寒化一，本也，故生数。对司于辰，寒化六，标也，故成数。皆以本从生数，标从成数，正司令化之实，对司令化之虚也。"

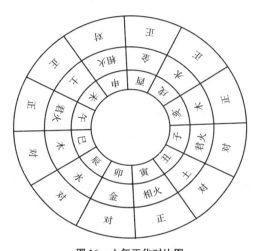

图 16　六气正化对比图

注：正司化令之实，对司化令之虚

三、升降不前、不迁正不退位

"升不前""降不下""不迁正""不退位"都是运气失常。《素问·刺法论篇》中谓"其上下升降，迁正退位，各有经论，上下各有不前，故名失守也。是故气交失易位，气交乃变，变易非常，即四时失序，万化不安，变民病也""刚柔失守，刚未正，柔孤而有亏，时序不令，即音律非从，如此三年，变大疫也"。

（一）间气的阴阳升降

司天在泉的左右间气，随地支的变化升降，去岁在泉的右间气（五之气位），升为今岁司天的左间气（四之气位）；去岁司天的右间气（二之气位），降为今岁在泉的左间气（初之气位）。升降失常，是指这四间气不能按时升降。例如，今岁甲辰年土运太过，太阳寒水司天，太阴湿土在泉；去岁癸卯年司天右间少阳相火降地，为今岁在泉左间；去岁在泉右间厥阴风木升天，为今岁司天左间。

产生间气升降不前的原因是天地运气太过。《素问·本病论篇》曰："气交有变，是为天地机，但欲降而不得降者，地窒刑之。又有五运太过，而先天而至者，即交不前，但欲升而不得其升，中运抑之，但欲降而不得其降，中运抑之。于是有升之不前，降之不下者，有降之不下，升而至天者，有升降俱不前，作如此之分别，即气交之变，变之有异，常各各不同，灾有微甚者也。"

（二）司天在泉不迁正不退位

迁正退位是指每年的司天、在泉之气按时交接，如果交易失时，天地气逆，易化成民病。迁正为去岁四之气升为今岁司天之气。退位为去岁司天之气退位至今岁二之气。"不退位"是指去岁司天之气"至而不去"。"不迁正"是指今岁司天之气"至而不至"。

《素问·刺法论篇》曰："气过有余，复作布正，是名不退位也。使地气不得后化，新司天未可迁正，故复布化令如故也。"例如，己亥之岁，应该厥阴风木司天，可是上一年的司天之气太阳寒水不退位，气候表现仍然是寒气流行，《素问·刺法论篇》曰："辰戌之岁，天数有余，故太阳不退位也，寒行于上，凛水化布天。"物化异常，与正常时令不相符合。《素问·本病论篇》曰："春寒复作，冷雹乃降，二之气寒犹不去。"异常气候会影响人体，从而出现"痹痿、阴痿、失溺、腰膝皆痛，温疠晚发"等情况。见图17。

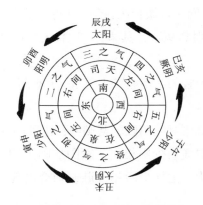

图17　间气升降、司天在泉迁正退位图示

四、客气胜复

客气胜复是客气自我调控的一种自然气化现象。客气分为司天、在泉之气。

司天之气主要统管上半年的气候变化，在泉之气主要统管下半年的气候变化。复气是报复之气，是司天之气所克之气在下半年出现郁极而报复的现象。初之气至三之气时段，司天之气主令，常常出现胜气；四之气至终之气时段，在泉之气主令，常常会有司天之气的复气产生。《素问·至真要大论篇》曰："帝曰：胜复之动，时有常乎？气有必乎？岐伯曰：时有常位，而气无必也……初气终三气，天气主之，胜之常也。四气尽终气，地气主之，复之常也。有胜则复，无胜则否。帝曰：善。复已而胜何如？岐伯曰：胜至则复，无常数也，衰乃止耳。复而胜，不复则害，此伤生也。"六气有时位，而六气的胜复之气不一定有确定的时位。一般规律是有胜气不一定有复气，无胜气必然无复气，有胜气后有复气，复气胜可再复，直到复气衰退平和而止。自然界的气候胜复变化其实是一种自稳调衡现象，若超过限度，就会给物候、人的生命带来危害。

五、六气客主加临

主气六步为地气所主，年年不变。客气六步为天气所主，随岁支而呈现规律性变化，天气下降，地气上升，人在气交之中。将客气六步分别加临到主气六步之上，称为客主加临。

客主加临可用于推测每年不同节气气候的常变情况。客主加临主要表现为顺逆。《素问·至真要大论篇》曰："主胜逆，客胜从，天之道也。"凡客气胜主气为顺，主气胜客气为逆。客气以上临下，行天令于地，主气为地气所主，故客胜为顺，主胜为逆天。《素问·六微旨大论篇》曰："君位臣则顺，臣位君则逆。逆则其病近，其害速；顺则其病远，其害微。"君火加临相火为顺，相火加临君火为逆。

客主加临的相胜是短暂的，不会产生复气。《素问·至真要大论篇》曰："客主之气，胜而无复也。"

如"厥阴司天，客胜则耳鸣掉眩，甚则咳；主胜则胸胁痛，舌难以言"，已亥之岁厥阴司天，三之气主气为少阳相火，厥阴加临少阳，厥阴风气偏胜，会出现耳鸣、眩晕、咳嗽等症状。主气少阳相火胜，则会出现胸胁痛、舌强说话困难等症状。

又如"厥阴在泉，客胜则大关节不利，内为痉强拘瘛，外为不便；主胜则筋骨繇并，腰腹时痛"。寅申之岁，厥阴风木在泉，终之气，厥阴加临太阳，客气厥阴风木偏胜，会出现厥阴经的病变，可见膝关节、髋关节大关节不利，筋脉拘紧，活动不便。主气太阳寒水胜，可见筋骨摇动强直，伴有疼痛。

第三节 运气相合

《素问·六微旨大论篇》曰："亢则害，承乃制，制则生化，外列盛衰，害则败乱，生化大病。"五行六气之间的亢害承制关系是自然界气候的一种自稳调控现象。五运六气之间相互承制，以维持气候的正常规律变化。只有掌握天地气化规律，才能达到"未病先防，已病防变"。《素问·六元正纪大论篇》曰："先立其年以明其气，金木水火土运行之数，寒暑燥湿风火临御之化，则天道可见，民气可调。"

一、顺逆

五运六气的五行属性之间存在着生克制化关系，称为运气相临。《素问·六元正纪大论篇》曰："夫五运之化，或从天气，或逆天气，或从天气而逆地气，或从地气而逆天气，或相得，或不相得。"司天在上，位尊。岁运在中，位卑，司天之气与中运相合有顺逆不同，表现为天符、天刑、小逆、不和、顺化五种情况。

①顺化：司天之气生中运，为顺化。如乙丑年，司天太阴湿土生金运。

②天刑：司天之气克中运，为天刑。如辛丑年，司天太阴湿土克水运。

③小逆：中运生司天之气，下生上，为小逆。如癸丑年，火运生司天太阴湿土。

④不和：中运克司天之气，为不和。如丁丑年，木运克司天太阴湿土。

⑤天符：司天之气与中运同气，为天符。

在六十年甲子中，顺化、不和、天符、天刑、小逆各占十二年。

二、运气同化

（一）天符、岁会

中运与司天之气同气，为天符。如丁巳、丁亥年，丁年木运，上见厥阴风木司天，60年中共有十二年是天符年。乙卯、乙酉、丙辰、丙戌、丁巳、丁亥、戊子、戊午、戊寅、戊申、己丑、己未年为天符年。《素问·六微旨大论篇》曰："帝曰：土运之岁，上见太阴；火运之岁，上见少阳、少阴；金运之岁，上见阳明；木运之岁，上见厥阴；水运之岁，上见太阳，奈何？岐伯曰：天之与会也。

故《天元册》曰天符。"见图 18。

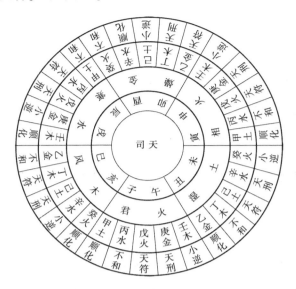

图 18　六十年运气相合顺逆图

中运与岁支所在方位之气同气化为岁会。如丁卯、壬寅年，东方寅卯木，丁、壬木运临寅、卯木支，60 年中有八年是岁会年。甲辰、甲戌、己丑、己未、乙酉、丁卯、戊午、丙子皆为岁会之年。《素问·六微旨大论篇》曰："木运临卯，火运临午，土运临四季，金运临酉，水运临子，所谓岁会，气之平也。"

（二）太乙天符

既为天符又为岁会的年份，称为太乙天符。如戊午年以火运火支，又见少阴君火司天，三合为治也，60 年中己丑、己未、乙酉、戊午四年为太乙天符年。

（三）同天符、同岁会

中运与在泉之气同气化，阳年为同天符，阴年为同岁会。如甲辰阳年土运太过而太阴在泉，则为同天符；癸卯阴年火运不及而少阴在泉，则为同岁会。在六十年中，同天符有六年，即甲辰、甲戌、壬寅、壬申、庚子、庚午；同岁会有六年，即癸巳、癸亥、辛丑、辛未、癸卯、癸酉。

一甲子六十年中，有二十六年属于运气同化年。其中天符十二年，岁会八年，太乙天符四年，同天符六年，同岁会六年。

古人将气候三分天气、地气、人气而论。司天之气行于上，主行天令；在泉之气行于下，主地气变化。岁运主天地气交之位气候变化。天气下降，地气上升，人在气交之中，得三气之化。运气同化之年，气化专一，易形成亢害之气。故

《素问·六微旨大论篇》曰："天符为执法，岁会为行令，太一天符为贵人……中执法者，其病速而危；中行令者，其病徐而持；中贵人者，其病暴而死。"运气同化程度不一，危害各有不同：中岁会者病轻；中天符者病重；中太乙天符者病最重。故《素问·天元纪大论篇》曰："知迎知随，气可与期。"

三、平气

运气相合，通过气运之间生克乘侮，相互制约，可出现平气之年。

（一）齐化

凡岁运太过之年，如为司天所克，则岁运太过化为平气。如戊戌年火运太过，太阳寒水司天，水克火，齐化为平气之年。

（二）同化

凡岁运不及之年，遇司天与运同气，运得司天之气相助，亦可化为平气之年。如癸巳阴年，火运不及而巳位南方助之。

（三）兼化

凡岁运不及，遇司天之气为其所不胜，则司天之气乘气运之气，产生司天之气的平气。如辛丑、辛未年，水运不及，太阴湿土司天，司天湿土克不及水运，土兼化水运之气化，成为土运平气之年。兼化平气之年有己巳、己亥、辛丑、辛未、丁卯、丁酉六年。

（四）得政

得政即得权之意，有权则有作用，原来的地位虽然弱小，但一有权，则一反而为强盛。凡岁运不及，若逢司天为其所胜，司天之气之子来兼化，司天不受克而行令，称为得政。如乙年阴金，木司天，金运不及，火来兼化，则木不受克而得其政，所谓上角同正角也，金运不及之年成为木运平气之年。得政平气之年有乙巳、乙亥、丁丑、丁未、癸卯、癸酉六年。

（五）干德符

张景岳说："新运初交之月日时，与运相合者，亦得其平。非交运之日时则不相济。所谓合者，甲与己相合，乙与庚合，丙与辛合，丁与壬合，戊与癸合也。"交运时的年干和日干（或月时干）相合者谓平气的干德符。如丁亥年，交运的第一天与日甲子（或时甲子）的壬干相合，即是年干木运和日干之木相合，叫作干德符，亦为平气之年。又如，阴运不及之年，但所逢的月干皆符合相济，没有胜过它的，仍然称为平气。

第四章　运气思维与《伤寒论》

　　《伤寒论》是我国现存的一部理法方药一线相贯、理论与临床紧密结合的医学巨著。其理本于《黄帝内经》，法于伊尹，集群贤之大成。《伤寒论》开创了三阴三阳辨治体系之先河，历代医家对其孜孜以求，奉为圭臬。

　　《伤寒论》中有法有方，垂训万世，其学术思想是后世历代医家理论与临床的重要基础。仲景的学术思想中是否有五运六气理论？答案是肯定的。仲景在《伤寒论》自序中感慨："感往昔之沦丧，伤横夭之莫救，乃勤求古训，博采众方，撰用《素问》《九卷》《八十一难》《阴阳大论》《胎胪药录》，并平脉辨证，为《伤寒杂病论》，合十六卷，虽未能尽愈诸病，庶可以见病知源。"同时还指出"夫天布五行，以运万类，人禀五常，以有五脏。经络府俞，阴阳会通，玄冥幽微，变化难极"。《伤寒论》继承了《黄帝内经》中六气理论的精髓，开创了六经辨证体系。气化思维是六经辨证的核心，其理论基础源自《素问》，主要内容包括对三阴三阳六气的认识、三阴三阳开阖枢运动形式、六气标本中气理论。

　　历代研究《伤寒论》的注家中，以运气学说之标本中气理论与开阖枢理论研究六经辨证，揭示六经辨证的基本规律，通常被归为《伤寒论》气化学派。这一学派在金元明清时期蓬勃发展，出现了一大批著名医家，他们以气化理论诠释《伤寒论》。张志聪所著《伤寒论集注》《素问集注》《灵枢集注》都用标本中气理论、开阖枢理论注解条文。张锡驹的《伤寒论直解》明确了伤寒六经气化理论。黄元御著《伤寒悬解》，以"气化"释六经。陈修园强调："六气之本标中气不明，不可以读《伤寒论》。"唐容川认为"人之气化实与天地同体也"，强调六经气化是六经所属经络脏腑的运动形式。

第一节　三阴三阳的气化运动

一、阴阳的时空属性

《素问·四气调神大论篇》指出："故阴阳四时者，万物之终始也，死生之本也，逆之则灾害生，从之则苛疾不起，是谓得道。""阴阳"首先是太极运动必然形成的两种时相。太极阴阳图是中国先祖对天地万物各种动态变化的质朴认识，是实实在在的自然现象。从狭义角度来看，阴阳描述的是日相对于地的周年、周日视运动规律。以二十四节气分四季、五时、六气、七十二候，各具有不同的阴阳五行属性。

《素问·天元纪大论篇》曰："天有五行，御五位，以生寒暑燥湿风。人有五脏，化五气，以生喜怒思忧恐。"风、火、暑、湿、燥、寒六气是自然界气候变化的征象，随着太阳的运动，一年中有二十四节气的变化，从大寒节开始每四个节气具备一个主要的气候特征，依次为厥阴风木、少阴君火、少阳相火、太阴湿土、阳明燥金、太阳寒水。六气在地所形成的物候，成为五行之象。是故在天为气，在地成形，形气相感，而化生万物矣。气化成形，天地万物皆为六气所化生，天地万物皆秉承六气的特性。六气涵盖环境的寒热之气、燥湿之气、风火之气，即风、寒、暑、湿、燥、火。同理，在人可表现为温度、燥湿度、代谢速度等。故天有六气，人有六经，六经行六气之职，六气能养六经，亦能害六经。同气相求，内外感应是天地之六气与人之六经互通的形式。

二、六气的运动形式——开阖枢

三阴三阳理论是中医学阴阳学说的一大特色。自然界的阴阳之气不是静态的对比，阴阳之气的运动具有时空属性，且有一定的规律性。《素问·天元纪大论篇》曰："阴阳之气，各有多少，故曰三阴三阳也。"六气是按什么方式运行的呢？《素问·阴阳离合论篇》中将三阴三阳六气的运动变化过程描述为开、阖、枢三个阶段。

《素问·阴阳离合论篇》曰："圣人南面而立，前曰广明，后曰太冲，太冲之地，名曰少阴，少阴之上，名曰太阳……中身而上，名曰广明，广明之下，名曰太阴，太阴之前，名曰阳明……厥阴之表，名曰少阳，少阳根起于窍阴，名曰阴中之少阳。是故三阳之离合也，太阳为开，阳明为阖，少阳为枢……是故三阴之离合也，太阴为开，厥阴为阖，少阴为枢。三经者，不得相失也，搏而勿沉，名曰一阴。"

古人将自然界阴阳之气的盛衰变化理解为一种周期性的"离合"运动。阴阳的离合过程形成了开、阖、枢三种状态，阴阳各有开、阖、枢，这就产生了三阴三阳六气，名为太阳寒水、少阳相火、阳明燥金、太阴湿土、少阴君火、厥阴风木。人气应天，天有六气，人以三阴三阳六经而上奉之。如《素问·至真要大论篇》所说："天地合气，六节分而万物化生矣。"三阴三阳既是对自然界阴阳离合的六个时空段的划分，也是对人体六种气化状态的表述。因此，三阴三阳的开、阖、枢决定了"六经"各自的属性和特点。

五运六气学说大家顾植山教授所绘制的阴阳离合图很好地诠释了阴阳离合论的内涵。

顾植山教授认为，图19、图20表达了六气的时空方位，可以认为是中医阴阳学说的基本图式，中医学中阴阳的许多概念体现在上述图式中。三阴三阳的开、阖、枢是非常重要的概念，也是人体阴阳之气升降出入的主要依据，关系到中医基础理论的方方面面。

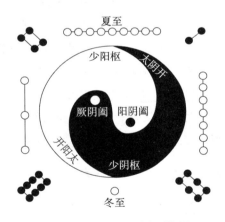

图19　顾氏三阴三阳太极时相图

三阳之开、阖、枢：为什么太阳为开，少阳为枢，阳明为阖？从上面图式中可以看到，太阳寒水之气在东北方，冬至过后，正是阳气渐开之时，故为阳之"开"；阳明燥金之气在西北方，阳气渐收，藏合于阴，故为阳之"阖"；少阳相火之气在东南方，夏至太阳回归，阴阳转枢于此，故为阳之"枢"。

三阴之开、阖、枢：同理，太阴湿土之气在西南，夏至以后，阴气渐长，故为阴之"开"；厥阴风木之气居东向南，阴气渐消，并合于阳，故为阴之"阖"；

少阴君火之气在正北方，冬至阴极而一阳生，故为阴之"枢"。

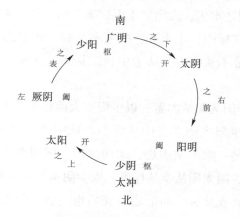

图 20　顾氏三阴三阳开阖枢图

三、六气气化形式——标本中气

《素问·六微旨大论篇》曰："少阳之上，火气治之，中见厥阴；阳明之上，燥气治之，中见太阴；太阳之上，寒气治之，中见少阴；厥阴之上，风气治之，中见少阳；少阴之上，热气治之，中见太阳；太阴之上，湿气治之，中见阳明。所谓本也，本之下，中之见也，见之下，气之标也，本标不同，气应异象。"六经之气以风、寒、热、湿、火、燥为本，三阴三阳为标，本标之中见者为中气。本即事务的本体、本质。风、寒、暑、湿、燥、火六气是气候物化现象产生的根源。标即标志、标象，即三阴三阳，用来表示或者标志六气的多少与时空属性。中即中见之气，与标本相互联系，且与标为表里关系。

标本中气将六气分为三组，太阳寒水与少阴君火主寒热，太阴湿土与阳明燥金主燥湿，少阳相火与厥阴风木主风火。六经表里相配，自成系统，阳经主外，阴经主里；实则太阳，虚则少阴；实则阳明，虚则太阴；实则少阳，虚则厥阴。见表 19。

表 19　六气标本中气关系表

本	火气	燥气	寒气	风气	热气	湿气
中	厥阴	太阴	少阴	少阳	太阳	阳明
标	少阳	阳明	太阳	厥阴	少阴	太阴

《素问·至真要大论篇》曰："少阳太阴从本，少阴太阳从本从标，阳明厥

阴，不从标本从乎中也。"

王冰注曰："少阳之本火，太阴之本湿，本末同，故从本也。少阴之本热，其标阴，太阳之本寒，其标阳，本末异，故从本从标。阳明之中太阴，厥阴之中少阳，本末与中不同，故不从标本，从乎中也。从本、从标、从中，皆以其为化生之用也。"

张景岳注曰："少阳太阴从本者，以少阳本火而标阳，太阴本湿而标阴，标本同气，故当从本。然少阳太阴亦有中气而不言从中者，以少阳之中，厥阴木也，木火同气，木从火化矣，故不从中也；太阴之中，阳明金也，土金相生，燥从湿化矣，故不从中也。少阴太阳从本从标者，以少阴本热而标阴，太阳本寒而标阳，标本异气，故或从本，或从标，而治之有先后也。然少阴太阳亦有中气，以少阴之中，太阳水也，太阳之中，少阴火也，同于本则异于标，同于标则异于本，故皆不从中气也。至若阳明厥阴不从标本从乎中者，以阳明之中，太阴湿土也，亦以燥从湿化矣；厥阴之中，少阳火也，亦以木从火化矣。故阳明厥阴不从标本，而从中气也。要之五行之气，以木遇火，则从火化，以金遇土，则从湿化，总不离于水流湿，火就燥，同气相求之义耳。故本篇曰从本者化生于本，从标本者有标本之化，从中者以中气为化也。"

《儒门事亲》中载标本运气歌曰："少阳从本为相火，太阴从本湿上坐；厥阴从中火是家，阳明从中湿是我；太阳少阴标本从，阴阳二气相包裹；风从火断汗之宜，燥与湿兼下之可；万病能将火湿分，彻开轩岐无缝锁。"

马有煜先生在《伤寒要旨》中对标本中气理论的认识卓越，马先生认为："火土化生是万物生长之源，故少阳太阴从本；水火交泰，万物得以化生，故少阴、太阳从本从标。遵从风从火化，燥从湿化的自然规律，故阳明、厥阴不从标本，从乎中也。"

1. 少阳、太阴从本解

生命的生生不息有赖于火土的化生，少阳为相火，太阴为湿土，火土化生是万物生长之源，少阳、太阴皆不宜从标化。马有煜先生认为："心火下蛰化生为肾水中之相火，相火游行于上中下三焦，为人生生不息之本，不会轻易熄灭。脾土从相火而生，脾胃温暖不会轻易寒化。"《伤寒论》中以小柴胡汤为治疗少阳病的主方，柴胡八两配伍黄芩三两，以枢利少阳，清少阳郁热。枢机不利，胃气上逆则"喜呕"，血弱气尽，腠理开，正邪交争于半表半里之胁下，可知少阳病者脾胃不足，以人参、甘草、大枣扶正虚，以半夏开结。小柴胡汤证尽显少阳太阴从本的治疗原则。少阳从本为火化，从标亦为火化，从中气为风化，因风从火化，故少阳之火以枢为要。如从本从标化之小柴胡汤证，从中气而化四逆散证。太阴湿土不化，从本为湿，从标为寒，从阳明为燥化，湿气不论是寒化还是燥化，总以湿盛为病机，太阴之湿以温为要务。如从本化之桂枝加芍药汤证，从标化之四逆汤证，从中气而化之桂枝加大黄汤证。

2. 太阳、少阴从本从中解

太阳寒水本寒标热，少阴君火本火标寒，标本异气。马有煜先生认为水在下，火在上，为阴阳正位，二者相反而相成。水火上下交泰，相互转化，万物才得以化生与收藏，才能维持人体心肾水火既济。故《伤寒论》中治疗少阴病，对心肾阳衰者注重扶助君火，对心肾阴虚者注重滋阴降火。太阳病本病要温化，太阳病标病要寒化。太阳本寒而标热，标本异气。太阳病既有"必恶寒"，从本化之太阳伤寒证，如麻黄汤证；也有发热、不汗出而烦躁，从标化热之里热证，如大青龙汤证；还有从中气而化之少阴寒化证，如真武汤证。少阴本气为热，其标属阴为寒。有从本而得少阴热化证，如黄连阿胶汤证；有从标而化之少阴寒化证，如四逆汤证；从中气而化之太阳表寒证，如麻黄附子甘草汤。

3. 阳明、厥阴从中解

左路阴气阖，而阳气生，厥阴阖，而少阳生，风从火化，水才能交泰于火。右路阳气阖，而阴气生，阳明阖，而太阴生，燥从湿化，火才得以交泰于水。马有煜先生认为假设风木不从火热中气转化，万物只生不长。假设燥金不从湿土转化，气候干燥不能化物。燥从湿化，风从火化，故阳明、厥阴皆不宜从标本之化，而宜从中气火土之化。故治疗《伤寒论》中阳明病之脾约证宜注重濡润燥化湿土；对厥阴病寒化者，宜注重温升回阳。阳明经为多气多血之经，气血充盛，从标而化，多为阳热主证；热盛伤津，津液损伤，肠道失润，可从本而化，即燥化证；也可从中气而化，生湿为太阴病。如从热化之白虎汤证，从燥化之承气汤证，从中气化之麻子仁丸证。厥阴之本属阳而标阴，其中见少阳之气，所以其病有从本而化生风者；有从标而化生阴寒者；不从标本而从乎少阳中气而病火热者。如从本化寒热错杂生风之乌梅丸证；从标而化生阴寒之当归四逆汤证；从中气而化热之白头翁汤证。

《素问·至真要大论篇》云："是故百病之起，有生于本者，有生于标者，有生于中气者，有取本而得者，有取标而得者，有取中气而得者，有取标本而得者，有逆取而得者，有从取而得者。"

因此，六经发病，皆有"从本""从标""从乎中气"之不同，识得标本中气，才能参透六经气化之本质。

第二节《伤寒论》三阴三阳的时空属性论

一、伤寒例——四时八节二十四气七十二候决病法

立春正月节斗指艮，雨水正月中斗指寅。

惊蛰二月节斗指甲，春分二月中斗指卯。

清明三月节斗指乙，谷雨三月中斗指辰。

立夏四月节斗指巽，小满四月中斗指巳。

芒种五月节斗指丙，夏至五月中斗指午。

小暑六月节斗指丁，大暑六月中斗指未。

立秋七月节斗指坤，处暑七月中斗指申。

白露八月节斗指庚，秋分八月中斗指酉。

寒露九月节斗指辛，霜降九月中斗指戌。

立冬十月节斗指乾，小雪十月中斗指亥。

大雪十一月节斗指壬，冬至十一月中斗指子。

小寒十二月节斗指癸，大寒十二月中斗指丑。

二十四气，节气有十二，中气有十二，五日为一候，合为七十二候，决病之生死。

一年有四时，春生、夏长、秋收、冬藏。一年分八节，为立春、春分、立夏、夏至、立秋、秋分、立冬、冬至。

七十二候是根据黄河流域地理、气候和物候编写而成，它以五日为候，三候为气，六气为时，四时为岁，一年"二十四气"共七十二候。四时八节二十四气七十二候是自然界阴阳变化的应象，可依此决断外感六气的治疗大法。张仲景强调："夫欲候知四时正气为病，及时行疫气之法，皆当按斗历占之。"他提出了"时气""时行之气""四时正气""时行疫气""时气病""时传""时变""时愈""中气""疫气""异气""杀厉之气""毒烈之气""温气""毒气""病气""大气""寒气"等与时令节气相关的发病与传变的学术术语。

张仲景在《伤寒论》中对伤寒、时行之气、温病做了明确的界定。伤寒是冬伤于寒；时行之气是非其时而有其气，一岁之中，长幼之病，多相似；温病发于立春节后，为冬时伏寒所致。同时指出伤寒、温病发病有明显的时间性。霜降节

后至立春节前多发伤寒与冬温，立春节后至秋分节前多发温病与时行寒疫，"从立春节之后，其中无暴大寒，又不冰雪；而有人壮热为病者，此属春时阳气，发于冬时伏寒，变为温病""从春分以后，至秋分节前，天有暴寒者，皆为时行寒疫也。三月四月，或有暴寒，其时阳气尚弱，为寒所折，病热犹轻；五月六月，阳气已盛，为寒所折，病热则重；七月八月，阳气已衰，为寒所折，病热亦微"。

二、六经欲解时

《伤寒论》立六经辨证大法，在六经诸篇各有相关条文提及欲解时，强调六经病欲解各有一定的时间。

（一）六经病欲解的时间规律

（1）太阳病（三阳）欲解时：从巳至未上（9点～15点）。

（2）阳明病（二阳）欲解时：从申至戌上（15点～21点）。

（3）少阳病（一阳）欲解时：从寅至辰上（3点～9点）。

（4）太阴病（三阴）欲解时：从亥至丑上（21点～3点）。

（5）少阴病（二阴）欲解时：从子至寅上（23点～5点）。

（6）厥阴病（一阴）欲解时：从丑至卯上（1点～7点），见图21。

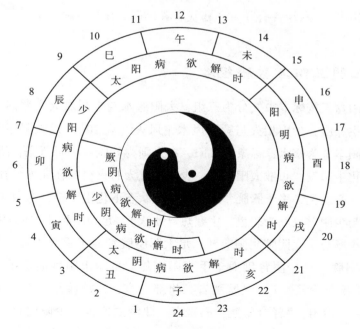

图21 六经欲解时图

（二）历代医家对六经欲解时的认识

宋代成无己在《注解伤寒论》中说："六经各以三时为解，而太阳从巳至未，阳明从申至戌，少阳从寅至辰；至于太阴，从亥至丑，少阴从子至寅，厥阴从丑至卯者，以阳行也速，阴行也缓，阳主于昼，阴主于夜。阳三经解时，从寅至戌，以阳道常饶也；阴三经解时，从亥至卯，以阴道常乏也。"

明代方有执在《伤寒论条辨》中曰："太阳者，盛阳也，故王于巳午未。经曰：自得其位而起者，此之谓也。"阳明、少阳、太阴病欲解时同理。而分析少阴病欲解时则指出："子丑寅，阳生之时也。各经皆解于其所王之时，而少阴独如此而解者，阳进则阴退，阳长则阴消。且天一生水于子，子者，少阴生王之地，故少阴之欲解，必于此时欤。"

清代张志聪在《伤寒论集注》中曰："夫天有六气，人有六气，人得天时之助则正气盛而邪病解矣。"

清代陈修园在《伤寒论浅注》中曰："察阴阳之数，既可推其病愈之日，而六经之病欲解，亦可于其所旺时推测而知之……邪欲退，正欲复，得天气之助，值旺时而解矣……以见天之六淫，能伤人之正气；而天之十二时，又能助人之正气也。"

郑钦安指出："六经各有旺时，邪气衰者，每于旺时自解，正所谓正旺而邪自退也。"

三、三阴三阳与脏腑经络

三阴三阳六气按标本中气分为三组，太阳寒水与少阴君火主寒热，太阴湿土与阳明燥金主燥湿，少阳相火与厥阴风木主风火（表20）。以太阳寒水与少阴君火为例：太阳本气为寒水，标象为太阳，在人则为膀胱、小肠所主，络于心、肾，生理状态下化生阳气，布散太阳经络；少阴本气为君火，同在北方，标象为少阴，在人则为肾、心所主，络于膀胱、小肠，生理状态下化生阴精，布散于少阴经络。故太阳寒水与少阴君火互为表里，主寒热（水火）。足太阳膀胱与足太阴脾阴阳双开，手太阳小肠与手太阴肺阴阳双开。足太阳膀胱别通于手太阴肺，手太阳小肠别通于足太阴脾，足少阴肾别通于手少阳三焦，足少阳胆别通于手少阴心。故《素问·灵兰秘典论篇》曰："膀胱者，州都之官，津液藏焉，气化则能出矣。"《灵枢·本输》指出："肾合膀胱，膀胱者，津液之府也。少阳属肾，肾上连肺，故将两脏。三焦者，中渎之府也，水道出焉，属膀胱，是孤之腑也，是六腑之所与合者。"

表 20　脏腑经络六气标本中气图

六气	太阳寒水	阳明燥金	少阳相火	太阴湿土	少阴君火	厥阴风木
本气（脏腑）	小肠、膀胱	大肠、胃	三焦、胆	肺、脾	心、肾	心包、肝
中气（脏腑）	心、肾	肺、脾	心包、肝	大肠、胃	小肠、膀胱	三焦、胆
标气（经络）	手太阳小肠经、足太阳膀胱经	手阳明大肠经、足阳明胃经	手少阳三焦经、足少阳胆经	手太阴肺经、足太阴脾经	手少阴心经、足少阴肾经	手厥阴心包经、足厥阴肝经

第三节　六经解读

一、太阳病

（一）太阳明理

太阳为开。《说文解字》曰："开，张也。"太者，初也，太阳为初始之阳，是阴气尚盛阳气始生的状态。王冰认为开者，所以司动静之基。太阳开，则阳气上升，外则布散于表，主周身之表，为卫外之气；内则脏腑经络，蒸腾气化，布散津液，为人体所用。太阳之位在东北方，其发于寒水之中，为寒为水。

"太阳之上，寒气治之"，太阳本寒标阳，标本异气，所以从标从本，其发病不离寒水与阳气两者之间的关系失调。"少阴之上，名曰太阳"，实为太阳出于少阴。其经为膀胱，实应肾水，水赖阳气的蒸腾宣化。所以太阳经病之见证，为阳不卫外，外感风寒之邪。在腑之病机多为水液气化功能失常，寒水不得宣散，卫阳郁而不展。阳经主外，阴经主内，实则太阳，虚则少阴。因此所用之方剂多以宣通阳气、温化水邪为特点，如麻黄汤、桂枝汤、大青龙汤、小青龙汤、五苓散等方剂，无不与水液代谢息息相关。

（二）太阳病欲解时

《伤寒论》曰："太阳病欲解时，从巳至未上。"清代尤在泾在《伤寒贯珠集》中曰："太阳经为诸阳之长，巳午未时为阳中之阳。太阳病解，必从巳至未。所谓阳受病者，必阳气充而邪乃解也，与发于阳者七日愈同意。"陈修园在《伤寒论浅注方论合编》中曰："太阳病欲解之时，大抵从巳至未上者。以巳午二时，日中而阳气降，太阳之所主也。邪欲退正欲复，得天气之助，值旺时而解矣。"清代钱潢在《伤寒溯源集》中说："邪之所凑，其气必虚。邪既入于太阳之经，虽或气衰欲解，然经气已虚，无以自振，必待经气旺时，方能决去其邪。"太阳为寒为水，其欲解，必借自然界阳气最盛之时，助人体通阳化气，祛邪外出。巳午未时对应上午 9 点至下午 15 点，为一天中阳气最盛之时，人体借天阳之助可一鼓作气病愈。

（三）典型病案

案例 1 产后怕冷

赵某，女，28 岁，2012 年 4 月 18 日就诊。

【主诉】产后恶寒 20 余天。

【病史】患者产后 10 余天即出现全身恶寒，并逐渐加重，渐至覆被多层仍不缓解，无发热，自述有冷至骨髓感，双膝尤甚。曾进行风湿、类风湿相关实验室检查，结果均无明显异常，纳可，失眠，大便偏稀，每日 1~2 次，舌淡红，苔薄白，脉沉。

【处方】桂枝加附子汤。桂枝 12g，白芍 12g，生姜 9g，炙甘草 9g，制附片 6g，大枣 6 枚（擘）。水煎服，每日 1 剂，依桂枝汤之服后法将息。15 剂而愈。

【按语】太阳少阴互为中见之气。病太阳少阴，予桂枝汤调阴阳，和营卫。附子补少阴之气，助桂枝温通阳气，诸症俱除。

案例 2 胸痹

陈某，男，83 岁，2015 年 6 月 1 日就诊。

【主诉】阵发性胸前区紧缩感 3~4 个月。

【病史】患者阵发胸前区紧缩感。心电图示：窦性心律不齐，偶发室性期前收缩，ST-T 改变。现胸前区有隐痛紧缩感，后背肩部强直不适，夜间排尿困难，大便正常，纳眠可，舌质淡，苔白厚，脉弦寸涩。

【处方】五苓散合桂枝加大黄汤。桂枝 9g，白芍 18g，大黄 6g，葛根 30g，茯苓 12g，猪苓 9g，白术 12g，生姜 9g，泽泻 6g，川芎 12g，陈皮 12g，丹参 30g，桃仁 9g，炙甘草 6g。水煎服，每日 1 剂。

【二诊】服药 2 剂后夜间小便通畅，未再胸痛，继服 7 剂而愈。

【按语】《伤寒论》："太阳病，发汗后，大汗出，胃中干，烦躁不得眠，欲得饮水者，少少与饮之，令胃气和则愈。若脉浮，小便不利，微热消渴者，与五苓散主之。"本案患者夜尿困难，夜间为阴，夜间排尿困难，为水寒之气重，阳气不得宣发布散水液。且阳气不能宣发，故胸部有紧缩感，又苔白厚，是脾胃积滞征象，故予桂枝加大黄汤开太阴。

案例 3 心悸

刘某，女，43 岁，2015 年 4 月 27 日就诊。

【主诉】阵发性心悸 2 个月余。

【病史】患者 2 个月前出现手抽筋，于当地医院静脉滴注抗生素治疗，7 天后，手抽筋减轻，继而出现手足肿胀，心悸，晚饭后加重，易恶心，夜间入睡困难，眠而不沉，小便频，大便可，舌质红，苔黄腻，脉弦细。查体：心率 66 次/分，心律齐，未闻及杂音。心电图：大致正常心电图。动态心电图：室上性心动过速，心肌劳累。

【处方】半夏泻心汤合五苓散。半夏 9g，黄芩 9g，黄连 9g，党参 12g，桂枝 6g，茯苓 15g，猪苓 9g，白术 15g，泽泻 6g，炙甘草 6g，川楝子 6g，干姜 6g，炒酸枣仁 30g，大枣 6 枚。7 剂，水煎服。

【二诊】服药后手足肿胀消，饮食可，无恶心，睡眠改善，舌质淡，苔薄黄，脉弦细。处方为上方去川楝子，7 剂，服药后心悸痊愈。

【按语】乙未年，太阴湿土司天加之静脉滴注抗生素后抑制阳气的生发，故而阳不化气，水湿蓄积，中焦枢机不通，气化不行，水气上凌心则心悸，水饮阻于四肢，则手足肿胀，水湿内蕴，化热内扰而失眠，阻于胃则恶心。治以化气利水，通利三焦。

案例 4 鼻息肉

患儿，男，3 岁，2018 年 4 月 26 日就诊。

【主诉】鼻塞、流涕 2 年。

【病史】患儿 2 年来鼻塞、流鼻涕，检查时发现鼻息肉已经长满鼻腔直至前鼻孔，有黄黏鼻涕，因年龄太小不能做手术。平素脾胃较弱，上牙腐蚀，偶有尿床，脉缓滑。

【处方】麻杏石甘汤合封髓丹加减。麻黄 3g，苦杏仁 6g，生石膏 12g，炒甘草 6g，砂仁 3g，熟地黄 12g，黄柏 1g。6 剂免煎颗粒。

【二诊】服药后鼻塞明显减轻，前鼻孔息肉已经消失，仅见中鼻道息肉。又服 10 剂，息肉消失，鼻窍通畅。

【按语】儿童脏腑未全，稚阴稚阳，肾气易于浮动。人身以脾胃为根本，儿童最易外感、伤食，虽外感风寒，但易于化热。本案患儿肺脾肾亏虚，太阳经气不利，阳明燥热内伏，少阴阴虚于下。以麻杏石甘汤开太阳阖阳明，用封髓丹加减以固肾气。虽为有形之息肉，犹如雨后之蘑菇，阳光普照，立马出现。

二、阳明病

（一）阳明明理

阳明为阖。何为阖？《说文解字》曰："阖，门扇也。"《素问·至真要大论篇》曰："帝曰：幽明何如？岐伯曰：两阴交尽故曰幽，两阳合明故曰明，幽明之配，寒暑之异也。"阳明，其位在右，其气主降，包括手阳明大肠经与足阳明胃经。太阳为阳气出表，阳明为阳气入里。出为阳升，入为阳降。阳明盛极而阖，为三阳之阖。

《伤寒论》中认为阴阳出入在阳明的状态即为阳明病。阳明不降（不阖），则胃肠功能失职。阳明阳热盛于内，治宜清之泻之。阳明病的状态据阴阳之气的多少，又有不同的病机转化。当太阳开泄、少阳疏泄不及与太过时，阳明阖于内的机制就会发生不同的变化。阳明阖于内机制失常，易致外邪内陷，若与外邪抗争，就会出现实热亢盛之阳明经证以及结积成实之阳明腑证。结积成实治用承气汤类，以急下而存阴；邪热亢盛充斥上下内外而无结实者治用白虎汤类，以降阳明之热。阳明与太阴相表里，阳明阖而太阴开。太阴不开，阳明不阖，营阴内耗，变生三阴证，即所谓"实则阳明，虚则太阴"。

（二）阳明病欲解时

《伤寒论》曰："阳明病欲解时，从申至戌上。"清代柯琴在《伤寒论注》中认为："申酉为阳明主时，即日晡也。凡称欲解者，俱指表而言。如太阳头痛自止，恶寒自罢，阳明则身不热不恶热也。"指出阳明欲解时外在的症状，可以为临床提供依据。清代尤在泾在《伤寒贯珠集》中说："申酉戌时，日晡时也。阳明潮热，发于日晡。阳明病解，亦于日晡。则申酉戌为阳明之时。其病者，邪气于是发。其解者，正气于是复也。"以"自得其位而解之思想"论之。申酉之时，阳明燥金旺时，人借天阳下降之势，是阳明欲解之时，犹如服用石膏、芒硝、大黄除热之意。

（三）典型病案

案例 1 便秘

刘某，女，47 岁，2018 年 1 月初诊。

【主诉】食不下、大便不通 1 天。

【病史】患者因熬夜加班后食凉物导致第 2 天晨起恶心，胃脘痞闷，食不下，乏力气短，腹胀，大便不通，稍动则头痛，不欲睁眼，大便未见，无发热，舌质淡红，苔薄，脉沉，右关略浮大。

【处方】小承气汤加人参。大黄 9g，炒枳实 12g，厚朴 12g，半夏 9g，人参 6g。

【按语】患者服药 1 剂后大便通，痞闷除，饮食得下，乏力改善，诸症向好。患者食凉后伤脾胃，阳明不降。小承气汤通泄小肠，上承胃气。痞者，天气不降，地气不升之意。方中用半夏降逆止呕，人参升达阳气、顾护太阴，防止泻后伤脾胃，此取太阴阳明互为中见之意。

案例 2　眩晕

李某，女，81 岁，2019 年 10 月底就诊。

【主诉】反复发作眩晕 2 个月。

【病史】患者 2 个月前（大暑节气）发作眩晕，发作时天旋地转，恶心呕吐，站立不稳，无耳鸣、耳聋，伴有周身不适，纳差，眠差，二便可，舌质略暗红，中部苔黄腻燥，舌前部红。自述因大暑天气炎热发作眩晕，曾于神经科、耳鼻喉科住院治疗，也曾服中药 2 个月至春节，丝毫不见好转，病情仍反复发作，时轻时重。

【处方】白虎加桂枝汤加减。桂枝 6g，石膏 15g，知母 9g，炙甘草 6g，厚朴 9g，白术 9g。14 剂，水煎服。

【按语】患者服中药治疗至春节，病情仍反复发作，时轻时重。因春节在即，患者甚是着急。重新思考患者的眩晕起于大暑节气，从暑气发病，湿热为患，给予白虎加桂枝汤加减，服药半个月，眩晕豁然而解。《金匮要略·疟病脉证并治第四》："温疟者，其脉如平，身无寒但热，骨节疼烦，时呕，白虎加桂枝汤主之。" 2019 年为己亥之岁，土运不及，厥阴风木司天，少阳相火在泉，病发四之气，客气少阴君火，主气太阴湿土。大暑之际湿热为患，逢土运不及之年，化气不行，故火来克金，燥湿相兼，故用白虎加桂枝汤加减，治疗湿热困阻所致的眩晕。

案例 3　头痛（颅咽管瘤）

牛某，男，52 岁，2016 年 2 月 25 日初诊。

【主诉】头痛、右眼视力减退 3 个月。

【病史】患者 3 个月前因右眼失明，就诊于某医院发现"颅咽管瘤"。2015 年冬季患者因照顾老人，居住在无暖气的房屋，老人每晚起夜 5~6 次。发病前 3 个月因亲属卖螃蟹，吃了大量卖不完的螃蟹。现患者右眼视力减退，右侧头麻木胀痛，从后背放射至头，头部怕冷，咽痒，手足热，手足多汗，易困乏，大便溏黏、不成形，腰痛，舌质红，苔薄白，脉沉弦细涩。既往有脂肪肝、胆囊炎病史，近期血压偏高，就诊当日 160/110mmHg。

【处方】麻黄连翘赤小豆汤加减。羚羊角粉 1g，全蝎 6g（研磨冲服），僵蚕 12g，蝉蜕 12g，钩藤 15g（后下），天竺黄 15g，藁本 9g，地龙 12g，葛根 15g，麻黄 6g，连翘 15g，赤小豆 15g，茵陈 15g，川芎 9g，胆南星 6g，山楂 15g，夏枯草 15g，泽泻 15g，海藻 15g。7 剂，水煎服。

【二诊】2016 年 3 月 28 日。服上方 7 剂后，患者头痛、视力好转，停药后略反复，手足汗减少，偶有腹痛，近几日受风后左侧咽痛，夜间显著。舌质红，苔薄白，脉左寸弱，尺关濡弦滑，右脉弦细濡。处方为上方改胆南星为 9g、改夏枯草为 18g，加白芥子 6g、生地黄 15g、柴胡 9g、黄芩 9g、金钱草 30g。14 剂，水煎服。

【三诊】2016 年 4 月 11 日。患者视力较前改善，易困倦、晕沉，偶感右侧头麻木，纳眠可，小便淋漓不尽，大便成形、质黏，每天 1～2 次。舌质红，舌苔中部有裂纹，脉弦细兼濡滑，左寸弱。处方为上方去金钱草、葛根，加细辛、玄参、枳壳、菊花、麦冬、当归、川贝、苦参，改生地黄为 30g、麻黄为 3g。14 剂，水煎服。

【四诊】2016 年 5 月 9 日。右侧头痛消失，视力基本恢复正常，手足汗消失，仍感到头沉、嗜睡、乏力，上午明显。下半夜口渴，饮水不多，夜尿 1～2 次，舌脉如前。处方为羚羊角粉 2g（冲），全蝎 6g，僵蚕 12g，蝉蜕 12g，钩藤 15g（后下），连翘 15g，桑白皮 15g，紫菀 12g，海藻 15g，细辛 3g，石菖蒲 12g，巴戟天 15g，附子 3g，麻黄 3g，夏枯草 12g。14 剂，水煎服。

【五诊】2016 年 6 月 6 日。头沉、嗜睡、乏力较前减轻。下半夜口渴，饮水不多，偶起夜，舌脉如前。方用麻黄附子细辛汤合乌梅丸加羚羊角粉。处方为乌梅 40g，细辛 6g，干姜 6g，炮附子 6g，桂枝 6g，当归 12g，党参 12g，花椒 3g，黄连 12g，黄柏 12g，全蝎 6g，羚羊角粉 1g（冲服），麻黄 3g，附子 6g。14 剂，水煎服。

【六诊】2016 年 6 月 24 日。诸症消失，偶起夜。近来，偶觉双脚热，入睡困难，燥热。病情稳定，停药 2 个月。

【七诊】2016 年 9 月 25 日。停药后大便不成形，双脚发热减轻，手脚仍汗出，睡觉仍觉燥热，秋后每晚起夜 2～3 次，晨起口苦，右胁不适，舌质红，苔薄白，脉弦细滑。处方用麻黄细辛附子汤合乌梅丸。21 剂，水煎服。

【八诊】2016 年 11 月 14 日。手汗消失，夜尿 1～2 次，大便 1～2 次，稀黏，余症消失。处方为乌梅丸加全蝎 6g、羚羊角粉 1g（冲服）。21 剂，水煎服。

【九诊】2021年9月21日。患者因饮食不慎，又感右侧头痛来诊，此次症状非常轻，颅脑核磁检查：颅咽管瘤较前缩小，边界清晰。处方为麻黄连翘赤小豆汤。服药半个月后症状消失，随访至今未再发病。

【按语】《伤寒论》："伤寒瘀热在里，身必发黄，麻黄连轺赤小豆汤主之。"麻黄细辛附子汤主治少阴兼表证。乌梅丸主治厥阴枢机不利，阴阳之气不能顺接。清代王旭高："或太阳之热，或阳明之热，内含太阴之湿，乃成瘀热发黄，病虽从外至内，而黏着之邪，当从阴以出阳也。"本案患者因过食海鲜，内生湿浊，又逢丙申年，水运太过，少阳相火司天，厥阴风木在泉，水克火，土气来复，湿热痹阻于厥阴而发病。治疗当降阳明，阖厥阴，开太阳、枢少阴贯彻治疗之始终。

三、少阳病

（一）少阳明理

少阳为枢。《说文解字》曰："户枢也。从木区声。"王冰注曰："枢者，所以主动转之微，由斯殊气之用。"枢涉及阴阳转换，离合出入，是人体之太极，也是升降出入的关节点。少阳为上下升降之枢，亦为表里出入之枢。由枢则开阖之机见，升降得以正常，气立而生化。"厥阴之表，名曰少阳"，少阳出于厥阴，阳气向上伸展是其运动状态。《黄帝内经》曰："少阳之上，相火主之。"少阳主枢，若少阳受邪，枢机不利，郁而化火，火胜则干，故口苦、咽干。少阳为甲木，"风虚动眩，皆属于木"，可见目眩也。

（二）少阳病欲解时

《伤寒论》曰："少阳病欲解时，从寅至辰上。"少阳病欲解时为寅至辰上，即凌晨3点到上午9点，是阴阳交接之时。清代钱潢在《伤寒溯源集》中认为："少阳者，发生草木之初阳也……至寅而三阳为泰，阳气将出，至卯则其气上升于空际而为风，阳气附于草木，木得阳气而生长……其成形而生长调达者曰胆，其气旺于寅卯，至此而经气充盈，正可胜邪，故为病之欲解。"清代尤在泾在《伤寒贯珠集》中曰："少阳者，胆木也。从寅至辰，为木旺之时，故其病欲解，必于是三时。"此时点与少阳主枢功能密不可分，若在此时点，少阳之气顺利升发，则不病，若少阴之气郁而不发或升发太过则为病。

（三）典型病案

案例1 呕吐

刘某，男，17岁，2016年5月11日就诊。

【主诉】发热、呕吐1天。

【病史】患者1天前无明显诱因出现发热、呕吐症状，体温37.5℃，恶心，头痛，头晕，眼胀，上腹不适，呕吐，无腹泻，于某医院查血常规：白细胞 $10.5 \times 10^9/L$，中性粒细胞百分比为75.5%，血清淀粉酶（－），服用奥美拉唑、雷尼替丁后症状仍不减。现症见发热伴呕吐，恶心，头痛，头晕，眼胀，上腹不适，乏力重，纳差，呕吐，无腹泻，且今日大便未下，舌质暗红，苔薄黄，脉稍浮。体温37.5℃。

【处方】大柴胡汤加减。柴胡24g，炒黄芩9g，半夏9g，大黄5g（后入），炒枳实9g，白芍12g，生姜1片，炙甘草6g。1剂后热退，诸症消。

【按语】少阳郁热犯胃，故症见头痛、恶心、呕吐，大柴胡汤使少阳之热由阳明而降，故头痛、发热得除。

案例2 眩晕

崔某，女，31岁，2020年1月16日初诊。

【主诉】眩晕伴左耳听力下降2年余。

【病史】患者2年前因情志不畅引发眩晕，发作时伴有恶心、呕吐，左耳波动性听力下降，伴有持续性耳鸣，月经2~3个月1次，纳可，失眠多梦，二便调，舌尖红，脉弦。

【处方】柴胡加龙骨牡蛎汤加减。柴胡12g，黄芩9g，党参9g，大黄3g，茯苓9g，桂枝9g，白术9g，牡蛎12g，龙骨12g，枳壳9g，泽泻15g，半夏9g，白芍9g。7剂，水煎服。

【二诊】2020年2月12日。患者服药后头晕减轻，睡眠改善。效不更方，上方继服14剂。3个月后随访，眩晕未作，无明显不适感。

【按语】《伤寒论》："伤寒八九日，下之，胸满烦惊，小便不利，谵语，一身尽重，不可转侧者，柴胡加龙骨牡蛎汤主之。"此方系小柴胡汤半量加苓桂术甘汤和龙骨、牡蛎、大黄，去甘草而成。本案患者病机为少阳三焦枢机不利，心脾阳气不足，水气凌心。处方中用小柴胡汤半量可枢利三焦，茯苓、桂枝、白术、龙骨、牡蛎皆小量，可温阳化饮，镇潜浮阳，大黄能导腑气下行，助水火运行。患者情志不畅，胆火内郁，枢机不利，肝魂被扰，故眩晕反复发作，失眠多梦；素体心脾阳气不足，肝木乘土，木病及心，故恶心呕吐；肝气郁结，故月经失调。如《傅青主女科·经水先后无定期》中言："妇人有经来断续，或前或后无定期，人以为气血之虚也，谁知是肝气之郁结乎。"故投以柴胡加龙骨牡蛎汤配少许理气药以枢转少阳，温阳化饮。

王某，女，2015 年 4 月 12 日就诊。

【主诉】抑郁症 10 余年，加重 2 个月。

【病史】患者 10 年来抑郁症，用西药治疗病情尚稳定，2 个月前患皮肤病（玫瑰糠疹），经口服和输注西药治疗未愈，查体又见氨基转移酶值略高，抑郁症骤然加重，加量服用抗抑郁药，效果不满意。刻下症见：抑郁，悲忧，对所有事物了无生趣，自杀念头强烈，睡眠浅、多梦、早醒，舌暗淡红，苔白厚小。

【处方】柴桂干姜汤加减。北柴胡 50g，川桂枝 15g，生牡蛎 15g，天花粉 15g，黄芩 15g，炙甘草 15g。10 剂，水煎服。

【二诊】2015 年 5 月 18 日。抑郁症状明显减轻，原玫瑰糠疹颜色由暗转红且发散全身，舌暗淡红，苔白厚，舌小有裂纹欠润，脉弦浮缓。处方为上方加防风 15g，继服 10 剂。

【三诊】2015 年 6 月 2 日。患者服药后体力增，睡眠好转，玫瑰糠疹已不瘙痒，且面积减少，仅在两胁下散发 2～3 片玫瑰糠疹，舌暗淡红，苔白厚，脉弦浮缓。处方为上方去防风，继服 7 剂，除睡前需服镇静剂，其余西药停服。

【四诊】2015 年 6 月 13 日。患者睡眠已近正常人，停服催眠类西药，玫瑰糠疹已不显，来时从事家务，外出打理小菜园，继服上方巩固疗效。后其媳诊病时述，患者已每天登山，家务劳作，情绪大好，开始哼曲，一如健时。

【按语】患者就诊时间为乙未年，该年金运不及，太阴湿土司天，太阳寒水在泉，二之气、主客气为少阴君火相叠。此时治病当从火和土来论治，火从少阳，土为太阴，方选柴胡桂枝干姜汤，服药后病愈。

案例 4　顽固性痞证

李某，女，42 岁，1973 年出生，2015 年 8 月 30 日就诊

【主诉】胃脘痞满 2 年。

【病史】患者于 2013 年底在北京做手术，手术后在尚未痊愈的情况下吃凉葡萄多枚，遂感觉胃部憋胀难受，服多潘立酮可稍缓解。自此胃部一直痞闷憋胀。曾到多家医院检查，均未查出明确病变。2015 年初经朋友介绍曾到广州治病，服用含有附子的汤药，服药后痞满减轻。然因发生了附子中毒而停服此类药。停药后脘痞腹胀又见，且逐渐加重。经人介绍来诊。刻下症见：脘痞胀满，纳食减少，疲乏无力，咽及舌后部干渴，夜间加重，每天后半夜定时咳嗽一阵，常常咳醒，痰不多，易急躁，稍着凉就感冒。

【处方】柴胡 30g，黄芩 15g，桂枝 15g，干姜 15g，天花粉 20g，煅牡蛎 20g，

炙甘草 10g，半夏 10g。3 剂，以水 1800ml 煎至 900ml，去滓，继煎至 450ml，每服 150ml，每日 3 次。

【二诊】2015 年 9 月 2 日。患者电话告知，服药后夜里不再咳嗽，睡眠好，脘痞减轻，唯憋胀明显。患者姐姐前来取药。药已见效，处方为柴胡减为 25g，加茯苓 20g，以加强淡渗利湿作用。3 剂。煎服法同前。

【三诊】2015 年 9 月 5 日。患者姐姐来告之，服药顺当，诸症又有好转。嘱患者按二诊方再服 3 剂。

【四诊】2015 年 9 月 10 日。患者亲自来诊，诉脘痞消失，知饥欲食，食后舒适，憋胀亦减轻，仍易感冒，稍吹凉风就感冒，大便不成形。查脉搏较前有力，淡红舌，薄白苔，病情好转。处方为原方合玉屏风散以和解少阳、温化水饮、实卫固表。方为柴胡 20g，黄芩 15g，桂枝 15g，干姜 15g，天花粉 10g，煅牡蛎 10g，黄芪 30g，炒白术 15g，防风 10g，炙甘草 10g。5 剂，煎服法同前。

【五诊】2015 年 9 月 16 日。患者电话诉服药后诸症已除。令患者停药观察一段时间，待身体自然恢复。

【按语】患者易感冒，属太阳证；病程日久，定时咳嗽（属"往来"之特征）；咽干属少阳证，提示少阳枢机不利；易急躁、咽干提示有阳明郁火；脘痞、脉濡、舌淡、多津液说明太阴虚寒，水饮内停。然此患者最明显的症状是胃脘痞满，且久治不愈。痞满者，阻塞不通也。究其阻塞不通之原因，乃因太阴虚寒之水饮与阳明郁火互结，阻塞气机，使上下不通。病属少阳、太阳、阳明、太阴合病。证属少阳枢机不利，太阴寒结不通。治宜和解少阳，温化水饮。方用柴胡桂枝干姜汤加减。

顾植山教授认为，自然界的阴阳不是静态的对比，而是一种具有盛衰变化周期的节律运动。古人将自然界阴阳之气的盛衰变化表述为一种周期性的离合运动，一开一阖，一阴一阳。正如《素问·阴阳离合论篇》所云："是故三阳之离合也，太阳为开，阳明为阖，少阳为枢……三阴之离合也，太阴为开，厥阴为阖，少阴为枢。"自然界及人体之阴阳气化运动，始终离不开"开阖枢"之运动规律。枢者，枢机，枢纽也。枢存在于上下、内外之间，舍枢则不能开阖。因此，顾植山教授强调治病时要重视少阳之枢的作用。少阳枢机在里为厥阴，顺传为太阴，气化至少阳，阳极而阴，升极而降，枢机之意尽显。柴胡桂枝干姜汤有和解少阳的作用。临证时要充分发挥柴胡桂枝干姜汤调理少阳枢机的作用，将厥阴病引出少阳，阴病出阳则向愈，或将太阴病拉回少阳，机转回阳则病愈。具体到本案患者，正如前文所述，本病属少阳、太阳、阳明、太阴合病，主要是少阳、太阴合病，证属少阳枢机不利，太阴寒饮不化，寒热错杂，阴阳不和，气机不通，升降失司，故症状复杂，久治不愈。今用柴胡桂枝干姜汤调和少阳枢机，温化太阴寒结，将太阴病拉回少阳，使机转回阳则病速愈。

案例5 腹痛

顾某，女，51岁，1963年出生，2014年5月31日就诊。

【主诉】腹痛2年。

【病史】既往有壶腹部低分化性腺癌2年，左锁骨上淋巴结转移，化疗8次，化疗时及食刺激性食物后右上腹部痉挛性疼痛，难以忍受，体虚乏力，纳差，稍畏冷，多汗，便干，常以开塞露通便，苔稍厚腻，脉偏沉弦。

【处方】柴胡桂枝干姜汤合四逆汤、承气汤化裁。北柴胡30g，川桂枝20g，淡干姜20g，炙甘草15g，天花粉15g，左牡蛎20g，淡黄芩15g，生大黄12g（后下），炒枳实20g，川厚朴15g，熟附片60g（先煎2小时），生晒参10g。14剂，每日1剂，以水1800ml，煮取900ml，去滓再煎取450ml，每次150ml，每日3次。

【二诊】2014年6月14日。患者服药后诸症好转，食欲增加，大便通畅，每日2次，苔转薄白，脉仍偏沉。处方为前方减柴胡为20g、减厚朴为10g，加人参为20g，生大黄改为熟大黄10g。14剂，每日1剂，水煎分服，方法同前。

【三诊】2014年7月6日。患者服药后精神好转，胃部痉挛性疼痛发作明显减少，畏冷减轻，纳食可。守方出入，坚持服药2个月余。

【四诊】2015年2月1日。患者因近1周出现胃脘痛前来复诊，诉近期复查氨基转移酶仍未降，余症平稳。舌暗苔薄，脉偏濡。时将入春，宜助春升之气以养肝木。处方为北柴胡30g，川桂枝20g，淡干姜20g，天花粉15g，牡蛎20g，淡黄芩1g，炙甘草15g，绵黄芪30g，人参10g，生白术20g，生大黄12g（后下），炒枳实20g，川厚朴15g，北五味子15g。

【五诊】2015年4月18日。服方至今，诸症缓解，氨基转移酶已降。

【按语】甲午年中运为太宫，少阴君火司天。就诊时，三之气少阴君火加临少阳相火，但实际夏季气温偏低，火气受郁，火寒湿土同现，升降枢机不利，故予柴胡桂枝干姜汤调理枢机，重用参附以扶正祛寒，加用小承气汤取六腑以通为用之义。至乙未年春（2015），少阳本应春气，一之气主客气皆为厥阴，按标本中气理论，"厥阴之上，风气治之，中见少阳"（《素问·六微旨大论篇》），又"虚则厥阴，实则少阳"，故该年临床上常见厥阴、少阳病证，多兼见太阴病，柴桂干姜汤为应时之方。

四、太阴病

（一）太阴明理

太阴为开，阴气始生，阳气始降，太阴位西南，属土，主中州，喜燥恶湿。其标为阴，其本为湿，中见阳明，为阴脏，太阴全赖阳气之动力，才可运化与布散精微。太阴主开之功能正常，则少阳枢转之阳气下降，温暖太阴脾土，脾土得运，中州得通，脾气不寒。若太阴主开之功能失司，则水湿无阳无以运化。太阴主腹，所以腹满者，地气不升也，地气不升，天气不降，不降则吐、食不下，不升则自利益甚。太阴为阴中之至阴，阴寒在下，湿气不化，故见时腹自痛。因此太阴病多见阳虚不运，水湿内停之证，多用理中汤、四逆辈治之，以温阳化气。《黄帝内经》云："太阴之上，湿气主之，中见阳明。"

（二）太阴病欲解时

《伤寒论》曰："厥阴病欲解时，从亥至丑上。"清代陈修园《伤寒论浅注方论合编》曰："太阴为阴中之至阴，阴极于亥，阳生于子，至丑而阳气已增，阴得生阳之气而解。"明确人体气机运行外应天地规律，亦可由阴阳之数进行推论得知。清代柯琴在《伤寒论注》中言："脾为阴中之至阴，故主亥、子、丑时。"亥、子、丑三时处于阴极阳生之时，此时太阴湿土最盛，而一阳的升发为太阴病的缓解带来契机。清代钱潢《伤寒溯源集》曰："太阴者，阴气之纯全也……至亥而为十月之候，卦体为属坤，阴气方纯。至子而黄钟初动，阳气虽萌，正阴气盛极之时，故太阴之旺气钟于此，气旺则邪自解矣，至丑而阳气已增，非阴气独旺之时。因丑之上半，阴气尚盛，故曰至丑上。"

（三）典型病案

案例 1 腹痛

蒋某，男，12 岁，2015 年 6 月 11 日就诊。

【主诉】反复腹痛 2 年余，复发 4 天。

【病史】患者 2 年来反复腹痛，曾多次做腹部彩超提示肠系膜淋巴结炎。反复应用抗生素治疗，腹痛时有反复。患儿肥胖，嗜食肉食，每次腹痛发作前几天有进食肥甘厚味史。4 天前再次发作腹痛、腹胀，应用抗生素治疗效果较差，时有前额不适感，大便 2 日未见，小便正常。舌质红，苔薄，脉稍滑。

【处方】桂枝加大黄汤。桂枝 9g，白芍 15g，大黄 6g（后下），生姜 9g，大枣 6 枚，炙甘草 6g。水煎服。7 剂后，诸症减，随访未再发作。

【按语】太阴太阳可以通过桂枝汤一线相贯；太阳为开，是阳气疏散输布的过程；太阴为开是阳气内收，蒸腾气化阴液和阴津的过程。大黄，味苦寒，主下瘀血，可引阳气达太阴之所。

案例 2 腹痛

蒋某，男，16 岁，2019 年 5 月 6 日就诊。

【主诉】反复腹痛 1 周。

【病史】腹痛，清晨发作，伴轻度腹泻，平素食凉较多，腹胀，偶尔泛酸，舌质红舌尖甚，苔薄，脉濡，右关略浮。

【处方】桂枝加芍药汤加减。桂枝 9g，白芍 18g，生姜 9g，炙甘草 6g，大枣 3 枚，白芷 6g，半夏 9g，乌贼骨 30g，白及 9g，炒黄连 6g，炒枳壳 12g。3 剂，水煎服。

【按语】案例 1 与案例 2 是同一个患者。《伤寒论》中有"本太阳病，医反下之，因而腹满时痛者，属太阴也，桂枝加芍药汤主之""大实痛者，桂枝加大黄汤主之"之论。气血凝滞于脾络，因而腹痛，分轻证、重证两种：轻证脾络瘀滞不重，时通时阻，故腹满时痛；重证，脾络瘀滞较重，闭阻不通，故持续作痛，痛而拒按。

五、少阴病

（一）少阴明理

少阴为枢。《黄帝内经》云："少阴之上，君火主之。"又云："阴中之阴，肾也。"少阴本热标寒，上火而下水，神之变，精之处也。主枢转，出入于内外。水火济则阴阳交，枢机转。少阴在脏为肾与心，肾为先天之太极，是元阴元阳闭藏与生发的原动力。《伤寒论》中少阴病的阴阳出入状态是心肾虚衰，水火不交。少阴枢机正常，则从阴出阳，向愈；若阳气衰微，则从阴化寒，病甚。

（二）少阴病欲解时

《伤寒论》："少阴病欲解时，从子至寅上。"清代喻嘉言《尚论篇》曰："各经皆解于所王之时，而少阴独解于阳生之时，阳进则阴退，阳长则阴消，正所谓阴得阳则解也。即是推之，而少阴所主在真阳，不可识乎。"清代柯琴《伤寒论注》中说："天以一生水而开于子，故少阴主于子。"从天人相应，借其主气而解。

（三）典型病案

案例 1 崩漏

韩某，女，46 岁，2014 年 12 月 13 日就诊。

【主诉】崩漏1个月余，四肢厥逆1天。

【病史】患者平素月经量多。1个月前出现崩漏，血量大，四肢逐渐乏力发冷。1天前患者于当地省级三甲医院应用药物及手术止血，此后出现全身乏力，四肢厥逆，前臂及双手触之凉，头晕，不能站立，腹部有下坠感，大便稀，舌质淡胖，苔薄白，脉沉细弱。血常规：血红蛋白35g/L；铁蛋白3.5μg/L。

【处方】四逆汤加味。制附片12g（先煎1小时），干姜12g，红参15g，炒白术15g，茯苓12g，炒当归12g，炙甘草9g。2剂，水煎服，每日1剂。西药：维铁缓释片，1片，每天1次。

【二诊】2014年12月15日。患者自行步入门诊，诉服1剂药后觉乏力减，腹部下坠感减轻，2剂后觉上臂温，但双手仍有冰凉感，头晕减，舌质淡胖，苔薄白，脉沉细弱。处方为上方加生黄芪15g，桂枝6g。3剂，水煎服，每日1剂。

【三诊】2014年12月20日。患者服药后体力继续增加，头晕减，手足逐渐有温热感，腹部无不适。处方为上方加白芍12g。3剂，水煎服，每日1剂。

【四诊】2014年12月24日。患者服药后症状持续减轻，复查血常规：血红蛋白53g/L。后以四逆汤合十全大补汤加减持续用药1个月余，已无明显不适，血红蛋白恢复至102g/L。

【按语】《伤寒论》："少阴病，脉沉者，急温之，宜四逆汤。"四逆汤为治少阴病的方药。病入少阴，涉及人体根本，每每亡阳迅速，贵在及早。少阴生气衰微不能上达，急温之，以启下焦，使枢机运转正常。脉沉细提示阳虚，故当急温，防止亡阳之变。

案例2　心悸

李某，女，62岁，2022年6月10日就诊。

【主诉】心悸胸闷6余年，加重半个月。

【病史】患者6年前开始出现心悸、胸闷，诊断为"冠心病"。平素口服药物维持。半个月前再次出现心悸，心烦，睡前加重（晚上11点），心烦急躁，纳可，眠差，舌质红，苔薄，脉沉细。心电图检查：ST－T段改变。

【处方】黄连阿胶汤。炒黄连9g，炒黄芩9g，阿胶9g（烊化），白芍15g，鸡子黄1枚。7剂，水煎服。先煮上三味，后入阿胶，小冷，纳鸡子黄。

【二诊】2022年6月18日。患者心悸、胸闷减轻，睡眠改善，继续服药。

【按语】本案患者辨证有三个要点：一是少阴病欲解时，患者多在晚上11点后睡觉，自诉睡前加重；二是患者心烦急躁，为少阴热化；三是舌质红，苔薄，脉沉细。少阴本经自病，枢转不利而化热，为少阴热化证。《伤寒论》303条：

"少阴病，得之二三日以上，心中烦，不得卧，黄连阿胶汤主之。"心中烦，水气不能上交于君火；心烦之极而不得卧，为君火不能下入于阴。

六、厥阴病

（一）厥阴明理

何为阖？《说文解字》曰："阖，门扇也。"《素问·至真要大论篇》曰："帝曰：厥阴何也？岐伯曰：两阴交尽也。"厥阴者，阴之极也。厥阴乃阴尽阳生之经，乃阴止阳息之时。阖即将阴气关闭，使阳气更好地生发。子夜之后，阳气渐生，得厥阴阖阴之助力，使阳气循少阳之道，破阴而出。因此厥阴病通常有三个发展趋势：一者，厥阴者，阴之尽也。阴尽当阳复。若阴寒极盛，唯阴无阳，不得阳热之气化，则为厥阴寒证，见症为寒利，甚则为除中、吐蛔，重者阴阳之气不相顺接而为厥。所以厥阴病有多条条文提到死证。二者，黄帝内经中有"厥阴之上，风气主之"。厥阴不从标本，从乎中见之气也。厥阴为肝经风木主气，阴极阳生，得中见少阳之化，阳热太过，则为厥阴热证，见症为发热、消渴，甚则为痈脓、喉痹等，此皆以中气为化也。三者，阴尽仍有阳升之望，若阴尽而中见少阳之气顺利而出，则为欲愈之征。因此厥阴病中，阴尽与阳生是决定疾病发展的关键性因素。《伤寒论》厥阴篇中，对厥热胜复的论述有7条之多。如"伤寒，发热四日，厥反三日，复热四日，厥少热多者，其病当愈。四日至七日，热不除者，必便脓血""伤寒，厥四日，热反三日，复厥五日，其病为进，寒多热少，阳气退，故为进也"等。这里用"厥""热"的持续时间来表示厥阴之阴与阳气来复的盛衰，以判断疾病的预后，具有重要的临床意义。因此，治疗厥阴病，纯补或纯泻皆非所宜，寒温并施，调阴阳而使之相顺接才是治疗大法。

（二）厥阴病欲解时

《伤寒论》："厥阴病欲解时，从丑至卯上。"张志聪在《伤寒论宗印·卷七》中曰："丑属先天之乙木，寅卯属后天之春阳，皆木气生旺之时也。以至阴之气，而值生旺之时，是为欲解也。"陈修园在《伤寒论浅注方论合编》中曰："何也？少阳旺于寅卯，从丑至卯，阴尽而阳生也。解于此时者，中见少阳之化也。"丑、寅、卯三时对应凌晨1点至上午7点。少阳病欲解时为寅至辰上，即凌晨3点到上午9点。寅卯为厥阴病与少阳病共同的欲解时段，可见厥阴病欲解时与少阳病欲解时有密切的关系。因此可以理解为阳气由厥阴顺利转出少阳，阴阳相顺接，即为人体正常的阴阳出入。厥阴病即阴阳顺接之机出现问题，因此出现欲解时而不解，还可出现欲解时而解或欲解时而加重。

（三）典型病案

案例 1 癫痫

患者江某，女 16 岁，2015 年 4 月 20 日初诊。

【主诉】 四肢发作性抽动 3 个月。

【病史】 患者既往有突然发呆病史，其家属未予重视。自今年 1 月份开始突然出现四肢发作性抽动，握拳，意识短暂丧失。于青岛市某医院住院治疗，诊断为癫痫。治疗过程中对诸多西药皆过敏，病情始终不能控制。现癫痫多发于夜间 1～3 点，发作时从睡眠中醒来，四肢抽动，恶心，咽中似有物，需不停做吞咽动作。每次持续几分钟，每晚发作 3～4 次，并伴有持续后背胀痛，心悸。月经提前 10～15 天，量可，无血块，胃脘痞闷，恶心，易呕吐，舌质红，苔薄，脉弦细。曾服用乌梅丸，每次 20 粒，每日 3 次。持续十余天，服药后发作次数减少至每天 1～3 次，发作持续时间较前变短。

【处方】 乌梅丸合柴胡桂枝干姜汤加减。乌梅 24g，当归 15g，细辛 3g，干姜 6g，党参 12g，桂枝 6g，炙甘草 6g，黄连 6g，黄柏 6g，黄芩 9g，柴胡 24g，牡蛎 12g，天花粉 18g。7 剂，以水 1800ml，煮取 900ml，去滓再煎至 450ml，分 3 次服。

【二诊】 服药 7 剂后抽动未再发作，服 14 剂后已能上学，能正常饮食，无恶心，体力可，后背微胀，舌质红，苔薄。处方为上方改乌梅为 30g，煎法同前。

【三诊】 癫痫未再发作，诸症改善，月经周期延长至 23 天。继用上方调理 7 剂，水煎服。此后以乌梅丸善后。

【按语】 本病发作加重，恰逢乙未年初之气主客气均为厥阴风木。厥阴者何也，"两阴交尽也"。《诸病源候论》云："阴阳各趋其极，阳并于上则热，阴并于下则寒。"火热在上，夹风则抽搐，四肢紧握，四肢凉。风火携气血上涌，则患者喉中有痰，恶心，反复吞咽；气上撞心则心悸，后背胀感，饮食少。且患者每次于夜间 1～3 点发作，此为厥阴病主时，从欲解时而得之。

案例 2 眩晕

患者男，70 岁，2016 年 12 月 1 日初诊。

【主诉】 头晕、耳鸣反复发作 3 年。

【病史】 头晕、耳鸣反复发作 3 年余，诊断为"梅尼埃病"。2014 年 9 月行"内淋巴囊减压术"后头晕好转。2015 年、2016 年头晕反复发作，伴恶心呕吐，头部有昏沉感，冷汗自出，耳部堵闷感加重，左耳听力显著下降。既往有糖尿病、高血压病病史。刻下症见：头晕目眩，严重影响日常生活，恶心呕吐，平素极度怕冷，双下肢冰凉，每晚需热水泡脚才能入睡，冷汗自出，纳可，入睡困难，多梦，夜尿5～6次，眩晕大发作时间多在下半夜2点左右，大便不成形，舌暗红，有瘀斑，苔薄白，脉弦细沉，按之无力。

【处方】乌梅60g（带核），细辛3g，干姜6g，桂枝9g，黄连9g，黄柏9g，花椒3g，炮附子6g，当归9g，党参12g。7剂，水煎服。

【复诊】2016年12月10日二诊。眩晕未作，头脑昏沉，下肢无力，耳鸣不减，入睡困难，多梦，纳呆，二便调，效不更方。上方14剂。每半个月复诊1次，三诊、四诊、五诊未更改处方。期间，眩晕偶有小发作，但2小时内就能自行缓解。六诊时改汤为丸，坚持服用上方1年，病情稳定，未再发作，怕冷、出汗等全身症状皆缓解，夜尿1～2次，自述如同换了个人。

【按语】患者为老年男性，因梅尼埃病反复发作而失治误治，耗伤厥阴血分。"厥阴病欲解时，从丑至卯上"，眩晕发作时间为凌晨2点，此乃厥阴病欲解时。患者双下肢极度怕冷，大便稀，夜尿多，又常有冷汗自出，皆为寒热错杂之象。肝阳虚馁，肝血耗伤，导致眩晕、恶心、呕吐反复发作。应用乌梅丸原方，温阳补肝，寒热并用。适度加大乌梅、当归用量，补肝之阴，调肝之用。

案例3 咽痛

患者，女，58岁，2020年6月21日初诊。

【主诉】顽固性咽痛4个月。

【病史】患者今年春节疫情期间，频繁使用消毒剂，导致咽痛剧烈，难以忍受，下午及夜间加重，口干苦，饮水略多，纳眠可，二便可，舌质红有薄苔，脉尺寸弱，双关大按之无力。服中药2个月无效。

【处方】麻黄升麻汤。麻黄6g，升麻9g，当归12g，知母9g，黄芩9g，玉竹9g，芍药9g，天冬9g，桂枝6g，茯苓6g，炒甘草9g，石膏12g，白术6g，干姜6g。7剂，水煎服。

【二诊】效果显著，咽痛明显好转。此方加减共服21剂痊愈。

【按语】《伤寒论》："伤寒六七日，大下后，寸脉沉而迟，手足厥逆，下部脉不至，喉咽不利，唾脓血，泄利不止者，为难治。麻黄升麻汤主之。"本案患者为厥阴病类似证，系伤寒失治误治，气血内陷，厥阴阳明开阖不利引起的病证。方中麻黄、升麻开太阳、太阴以除痹；当归、芍药阖厥阴血；玉竹、天冬、石膏、知母阖阳明；桂枝、干姜、白术、茯苓助麻黄辛开太阳、太阴；黄芩、石膏、知母助升麻苦降阳明，使寒热之邪各自解散。本案患者因疫情期间过用消毒剂加上受寒导致气血内陷，痹阻厥阴阳明。

第五章　运气思维与疫病

　　五运六气学说运用干支象数诠释生命"随历震荡"的六十甲子模型。运气思维将天地人看作一个完整的系统，演示物质与能量之间的亢害承制、生克制化规律。中医经典文献与历代名医非常重视疫病与运气的关系。清代温病大家薛雪强调："凡大疫之年，多有难识之症，医者绝无把握，方药杂投，夭枉不少，要得其总诀，当就三年中司天在泉，推气候之相乖者在何处，再合本年之司天在泉求之，以此用药，虽不中，不远矣。"顾植山教授认为天人关系失调是疾病发生的根本原因。

一、《黄帝内经》与疫病

　　《素问·六节藏象论篇》曰："天食人以五气，地食人以五味。五气入鼻，藏于心肺，上使五色修明，音声能彰。五味入口，藏于肠胃，味有所藏，以养五气，气和而生，津液相成，神乃自生。"中医学认为生命以天地之气生，以天地之气养。有天生必有天杀，天地之气发生极端异常变化是疫情发生的重要因素。故《灵枢·百病始生》曰："风雨寒热，不得虚邪，不能独伤人，卒然逢疾风暴雨而不病者，盖无虚，故邪不能独伤人，此必因虚邪之风，与其身形两虚相得，乃客其形。"

（一）三年化疫

　　"三年化疫"见于《素问·刺法论篇》，曰："天地迁移，三年化疫，是谓根之可见，必有逃门。"三年化疫产生的自然因素概括为天地运气失位，亢害承制的格局被打破，称为"天虚"。故《素问·本病论篇》曰："天地二甲子，十干十二支。上下经纬天地，数有迭移，失守其位。"刚柔失守是指天地之气升降失常，司天在泉不迁正、不退位，气化不正，经过 3 年的叠加，会发生大的疫情祸患。

　　《素问·刺法论篇》曰："假令丙寅阳年太过，如乙丑天数有余者，虽交得丙寅，太阴尚治天也，地已迁正，厥阴司地，去岁太阳以作右间，即天太阴而地厥阴，故地不奉天化也。乙辛相会，水运太虚，反受土胜，故非太过，即太簇之管，太羽不应，土胜而雨化，水复即风，此者丙辛失守其会，后三年化成水疫，晚至己巳，早至戊辰，甚即速，微即徐，水疫至也，大小善恶推其天地数，乃太乙游宫。又只如丙寅年，丙至寅且合，应交司而治天，即辛巳未得迁正，而庚辰太阳未退位者，亦丙辛不合德也，即水运亦小虚而小胜，或有复，后三年化疠，名曰水疠，其状如水疫，治法如前。"这段条文讲的是运气失常会发生水疫与水疠。乙丑年太阴湿土司天，虽时位已交到丙寅年，但因司天的天数延长，天气仍然湿气较重，而地已经迁正为辛巳，厥阴风木在泉，太阴司天与厥阴在泉非正常气化，地不奉天化。乙辛相会，丙辛不能合德，水运反虚，土来克水，在音律应太簇，太羽不应，土胜克水，水复生风，丙辛失守，后三年化生水疫。迟则己巳年发作，早则戊辰年发作。疫情发生的程度可以从太乙游宫天数推算。再比如，丙寅按时交司治天，而地数辛巳未得迁正，去岁在地庚辰太阳在泉未退位，丙辛不合德，水运小虚，土运小胜，可能会有风气来复，后三年化生水疠，其症状、治法同水疫。

（二）三虚致疫

大疫的发生是天地人同情的结果，称为"三虚致疫"。顾植山教授认为"三虚致疫"是大疫发生的根本因素。天地气运自然变化节律失常，为"天虚"；人群抗病能力不足，为"人虚"；致病菌乘虚侵犯，为"邪虚"。

《素问·刺法论篇》曰："人之五脏，一脏不足，又会天虚，感邪之至也。人忧愁思虑即伤心，又或遇少阴司天，天数不及，太阴作接间至，即谓天虚也，此即人气天气同虚也。又遇惊而夺精，汗出于心，因而三虚，神明失守，心为君主之官，神明出焉，神失守位，即神游上丹田，在帝太一帝君泥丸宫下，神既失守，神光不聚，却遇火不及之岁，有黑尸鬼见之，令人暴亡……以上五失守者，天虚而人虚也，神游失守其位，即有五尸鬼干人，令人暴亡也，谓之曰尸厥。人犯五神易位，即神光不圆也，非但尸鬼，即一切邪犯者，皆是神失守位故也。此谓得守者生，失守者死，得神者昌，失神者亡。"此段条文是"三虚致疫"的经典论述。从字面意思分析，五脏失守可以发生五疫。以心为例，人之忧愁思虑或素体心脏亏损，谓之人虚；又逢少阴司天，天气热不起来，太阴湿气弥漫，谓之天虚；又逢致病菌乘虚侵犯，谓之"邪虚"。此三虚的局面已经形成。心为君主之官，主掌上丹田，居于泥丸宫，遇到火运不及之年，黑尸鬼（感邪）侵犯，发病则暴死，谓之邪虚（邪气乘虚而入）。

《素问·刺法论篇》中"三虚致疫"可以概括为中运失守与天数不及，谓之天虚；素体忧愁思虑即伤心，饮食、劳倦即伤脾，恚怒、气逆上而不下即伤肝，人久坐湿地，强力入水即伤肾，此为五脏失守，谓之人虚；遇惊而夺精，汗出于心，遇饮食饱甚，汗出于胃，醉饱行房，汗出于脾，又遇疾走恐惧，汗出于肝，邪气乘虚而入，谓之邪虚。三虚则神失守位，容易发生疫病。

二、名医名方与疫病

（一）张仲景与瘟疫

东汉建安九年至建安二十四年，中原地区流行凶猛瘟疫。曹植在《说疫气》中记载："建安二十二年，疠气流行，家家有僵尸之痛，室室有号泣之哀。或阖门而殪，或覆族而丧。或以为疫者，鬼神所作。人罹此者，悉被褐茹藿（形容衣食贫乏的贫困之家）之子，荆室蓬户（形容居所简陋，家境贫寒）之人耳。若夫殿处鼎食之家，重貂累蓐（富庶贵族）之门，若是者鲜焉。此乃阴阳失位，寒暑错时，是故生疫。而愚民悬符厌之，亦可笑也。"可知东汉末年所发瘟疫的因伤寒而起，死者多为贫寒之人。

竺可桢先生在《中国近五千年来气候变迁的初步研究》中指出："到东汉时代，即公元之初，我国天气有趋于寒冷的趋势，有几次冬天严寒，国都洛阳晚春还降霜雪，但冷的时间不长。当时，河南南部的桔和柑还十分普遍。直到三国时代，曹操在铜雀台（今河北省邯郸市临漳县西南）种桔，已经不能结实了，气候已经比司马迁时候寒冷……这种寒冷天气继续下来，直到第三世纪后半叶，特别是280～289年这十年间达到顶点。当时每年阴历4月份降霜，估计那时的年平均温度比现在低1～2℃。"

张仲景在《伤寒论》中说："余宗族素多，向余二百，建安纪年以来，犹未十年，其死亡者，三分有二，伤寒十居其七。"同时，张仲景在《伤寒论》中明确指出了《伤寒论》命名的缘由，强调："伤于四时之气，皆能为病。以伤寒为毒者，以其最成杀厉之气也。"在治疗方面，张仲景指出："须知毒烈之气，留在何经，而发何病，详而取之。是以春伤于风，夏必飧泄；夏伤于暑，秋必病疟；秋伤于湿，冬必咳嗽；冬伤于寒，春必病温。此必然之道，可不审明之。"对于伤寒病的治疗原则，张仲景认为必须遵循辨证规律："伤寒之病，逐日浅深，以施方治。今世人伤寒，或始不早治，或治不对病，或日数久淹，困乃告医。医人又不依次第而治之，则不中病。皆宜临时消息制方，无不效也。"据上述文献资料可知《伤寒论》因"伤寒"成疫而作，张仲景开创三阴三阳辨证体系，是时运之作。

（二）李东垣与瘟疫

李东垣对南宋金元时期的两次瘟疫均有论述。他在普济消毒饮治疗大头瘟疫的论述中，明确指出"夫身半以上，天之气也，身半以下，地之气也。此邪热客于心肺之间，上攻头目而为肿盛"。可知，其对疫情的分析不离"天虚、人虚、邪虚"天地合邪的思维体系。

1. 壬辰之变

据文献记载，1214～1233年，蒙古军连年攻打金朝。1215年金宣宗迁都汴京，导致汴京人口众多。壬辰年（1232年）三月廿二（阳历4月13日），蒙古大军围困都城汴京，金哀宗宣布全城戒严，并让城外的军民全部退守城内，汴京城人口立时暴涨，坚守半个月，四月初八（公历4月29日）蒙古兵突然撤兵（可能有感染瘟疫的士兵）。这一年五月的气候显著异常，《金史》记载："五月辛卯，大寒如冬。"汴京戒严解除，军民出城采购补给。此时瘟疫正好暴发，大概持续三个月。《金史·后妃传》记载："及壬辰、癸巳岁，河南饥馑。大元兵围汴，加以大疫，汴城之民，死者百余万，后皆目睹焉。"

《脾胃论》序曰："往者，遭壬辰之变，五六十日之间，为饮食劳倦所伤而殁者，将百万人，皆谓由伤寒而殁，后见明之辨内外伤及饮食劳倦伤一论，而后知世医之误。"李东垣在《内外伤辨惑论》中记载："向者壬辰改元，京师戒严，迨三月下旬，受敌者凡半月，解围之后，都人之不受病者，万无一二，既病而死者，继踵而不绝。都门十有二所，每日各门所送，多者二千，少者不下一千，似此者几三月，此百万人岂俱感风寒外伤者耶？大抵人在围城中，饮食不节，及劳役所伤，不待言而知。由其朝饥暮饱，起居不时，寒温失所，动经三两月，胃气亏乏久矣，一旦饱食大过，感而伤人，而又调治失宜，其死也无疑矣。非惟大梁为然，远在贞祐、兴定间，如东平，如太原，如凤翔，解围之后，病伤而死，无不然者。"金朝末年，连年征战，民不聊生，五脏内伤，是谓人虚。饮食劳倦伤脾胃，惊恐伤肾，悲怒伤肝肺，又逢气候异常，壬辰之年，岁木运太过，太阳寒水司天，更伤脾胃，发生瘟疫。目前没有明确的文献资料记载壬辰之变期间治疗瘟疫的具体用药，有学者认为李东垣创制补中益气汤，用益气升阳、甘温除热法治疗此次疫情（《中国医学史略》记载有学者考证此疫情为鼠疫）。

2. 壬戌大头瘟毒

《东垣试效方》中记述了金泰和二年（1202壬戌年）大头瘟毒流行，李东垣用普济消毒饮治疗大头瘟。《东垣试效方·卷九·杂方门》记载："泰和二年，先师以进纳监济源税，时四月，民多疫疠，初觉憎寒体重，次传头面肿盛，目不能开，上喘，咽喉不利，舌干口燥，俗云大头天行，亲戚不相访向，如染之，多不救……先师曰：夫身半以上，天之气也，身半以下，地之气也。此邪热客于心肺之间，上攻头目而为肿盛，以承气汤下之，泻胃中之实热，是诛罚无过，殊不知适其所至为故。遂处方，用黄芩、黄连苦寒，泻心肺间热以为君；橘红苦平，玄参苦寒，生甘草甘寒，泻火补气以为臣；连翘、鼠黏子、薄荷叶苦辛平，板蓝根味苦寒，马勃、白僵蚕苦平，散肿消毒、定喘以为佐；新升麻、柴胡苦平，行少阳、阳明二经不得伸；桔梗辛温为舟楫，不令下行。共为细末，半用汤调，时时服之；半蜜为丸，嚼化之，服尽良愈。因叹曰：往者不可追，来者犹可及。凡他所有病者，皆书方以贴之，全活甚众。"

按五运六气干支推算来看，壬辰年与壬戌年岁运、司天、在泉相同，数推之运气格局是完全一样的。"数推为常"是对岁气的高度概括，具体某地某一时间段的气候变化还要见到象，才能指导临床应用。按《黄帝内经》中"三虚致疫"理论分析，壬辰之乱，百姓久困于城中，饥饿、劳役、恐慌，致脾胃匮乏，战后又暴饮暴食，重伤脾胃。感邪而从化，多见虚劳感疫。金泰和二年为壬戌之年，虽然天地运气格局相同，但社会相对稳定，未逢战乱，脾胃未受重创，反而是木运太过，脾胃不和，又有司天之太阳寒水，在泉之太阴湿土行令，中焦不运，水火不交，邪热客于心肺之间，太阳从标化为瘟疫。从"三虚致疫"分析普济消毒饮，木运克土、司天之寒水克火，为"天虚"，人之脾胃不和，火气内郁为"人虚"，感受邪热客于心肺间为"邪虚"。

（三）吴瑭与瘟疫

吴瑭（1758—1836 年），字鞠通，少习儒，十九岁时父病亡，因"父病不知医，尚复何颜立天地间"而立志学医。吴瑭精通五运六气之理，他在《温病条辨》中运用五运六气理论阐释瘟疫，创立三焦辨证法。吴瑭指出寒疫与温疫皆与运气有关。他认为寒疫与瘟疫在发病症状上有相似之处，鉴别的主要依据是结合五运六气之岁运、司天、在泉分析。寒疫为病始为寒，后极易郁而化热，出现水克火，热毒内闭之证。《温病条辨·杂说·寒疫论》曰："世多言寒疫者，究其病状，则憎寒壮热，头痛骨节烦疼，虽发热而不甚渴，时行则里巷之中，病俱相类，若役使者然；非若温病之不甚头痛骨痛而渴甚，故名曰寒疫耳。盖六气寒水司天在泉，或五运寒水太过之岁，或六气中加临之客气为寒水，不论四时，或有是证，其未化热而恶寒之时，则用辛温解肌；既化热之后，如风温证者，则用辛凉清热，无二理也。"

《温病条辨·上焦篇》指出伏暑多发生在子、午、丑、未之年。经曰"燥湿相兼"，湿热生于长夏，遇燥气则内伏，是伏暑为患的机制。子午之岁，君火司天，易生伏暑；丑未之岁，太阴湿土司天，因湿而伤暑，易发生伏暑疫情。书中记载："长夏受暑，过夏而发者，名曰伏暑。霜未降而发者少轻，霜既降而发者则重，冬日发者尤重，子、午、丑、未之年为多也。长夏盛暑，气壮者不受也；稍弱者但头晕片刻，或半日而已，次则即病；其不即病而内舍于骨髓，外舍于分肉之间者，气虚者也。盖气虚不能传送暑邪外出，必待秋凉金气相搏而后出也。金气本所以退烦暑，金欲退之，而暑无所藏，故伏暑病发也。其有气虚甚者，虽金风亦不能击之使出，必待深秋大凉、初冬微寒相逼而出，故尤为重也。子、午、丑、未之年为独多者，子、午君火司天，暑本于火也；丑、未湿土司天，暑得湿则留也。"

《温病条辨·痘证总论》指出痘证虽为先天胎毒，但总发于子、午、卯、酉之岁，他年罕见。可知疾病的发生皆为外因、内因相引而发，这与《黄帝内经》中"三虚致疫"理论相符。吴瑭认为痘毒是先天心肾火毒内伏，遇子、午、卯、酉之年，少阴司天、在泉之时，天地之气引动心肾内伏火毒，发为痘毒。书中指出："故论痘发之源者，只及其半，谓痘证为先天胎毒，由肝肾而脾胃而心肺，是矣。总未议及发于子、午、卯、酉之年，而他年罕发者何故？盖子午者，君火司天；卯酉者，君火在泉；人身之司君火者，少阴也……必待君火之年，与人身君火之气相搏，激而后发也。"

《吴鞠通医案》中一则医案：张，六十七岁，甲申年正月十六日，本有肝郁，又受不正之时令浊气，故舌黑苔，口苦，胸痛，头痛，脉不甚数，不渴者年老体虚，不能及时传化邪气也。法宜辛凉芳香。处方为连翘（三钱）、桔梗（三钱）、豆豉（三钱）、荆芥（二钱）、薄荷（钱半）、生甘草（一钱）、郁金（二钱）、玄参（三钱）、金银花（三钱）、藿香梗（三钱），共为粗末，芦根汤煎。十七日，老年肝郁夹温，昨用辛凉芳香，今日舌苔少化，身有微汗，右脉始大，邪气甫出，但六脉沉取极弱，下虚阴不足也，议辛凉药中加护阴法。处方为桔梗（三钱）、麦冬（三钱）、玄参（五钱）、甘草（钱半）、豆豉（二钱）、细生地黄（三钱）、连翘（二钱）、金银花（三钱）、芦根（三钱），今日一帖，明日一帖，每帖煮二杯。十八日，老年阴亏，邪退十分之七，即与填阴，耳聋脉芤，可知其阴之所存无几，与复脉法。处方为炙甘草（三钱）、白芍（六钱）、阿胶（三钱）、麦冬（八钱）、麻子仁（三钱）、大生地黄（八钱）。十九日，较昨日热退大半，但脉仍大，即于前方内加鳖甲六钱，以搜余邪。二十日，脉静便溏，再于前方内加牡蛎八钱收阴，甘草三钱守中。风温者，震方司令而化温也。温邪化热，先伤乎肺，继而变证甚繁，总之手三阴见症为多，治法宜辛凉，不宜辛温，宜甘润，不宜苦降。盖辛温烁肺，苦降伤胃。今观先生之治，则有辛凉解肌，甘寒退热，芳香利窍，甘苦化阴，时时轻扬，存阴退热诸法，种种有条，方全法备，则先生不亦神圣工巧之手乎。

纵览《吴鞠通医案》，可知吴鞠通通达五运六气、三部九候，不论外感、内伤，探病必究时运，察时变，再合患者的脏腑偏胜偏衰，内外相合，认证无差，最终成了一代温病大师。

（四）余师愚与清瘟败毒饮

余师愚（1723—1795 年）清代著名温病学家。乾隆年间，余氏寓居安徽桐城市，岁甲申（1764）桐城瘟疫流行，死者甚众。其父亦染时疫，庸医以伤寒误治而死。余师愚在《疫疹一得》自序中记载："参合司天、大运、主气、小运，著为《疫疹一得》。"余师愚强调"医者不按运气，固执古方，百无一效"，其所创制的清瘟败毒饮就是据火年运气创立的方剂，活人无数。

余师愚认为乾隆甲申年广泛流行造成大量死亡的疫疹为热疫。疫疠为病，概因感受四时不正之疠气。疠气属于无形之毒，素体脾胃虚弱者易感，故曰"疫疹出于胃""病形颇似大实，而脉象细数无力""疫疹之脉……有浮大而数者，有沉细而数者，有不浮不沉而数者，有按之若隐若现者，此《灵枢》所谓阳毒伏匿之象也"，故"疫疹之脉不宜表下"。

乾隆戊子年疫疹流行，余师愚在《疫疹一得》中详细论述了"疫疹因乎气运"。书中记载："乾隆戊子年，吾邑疫疹流行，一人得病，传染一家，轻者十生八九，重者十存一二，合境之内，大率如斯。初起之时，先恶寒而后发热，头痛如劈，腰如被杖，腹如搅肠，呕泄兼作，大小同病，万人一辙。有作三阳治者，有作两感治者，有作霍乱治者。迨至两日，恶候蜂起，种种危证，难以枚举。如此而死者，不可胜计。"

余师愚运用五运六气理论分析了戊子年疫疹的病因病机。他认为疫疹传染性强烈，无一人能避免，究其缘由是感受了天地之疠气。人在天地之中，与天地相感应，"天地有如是之疠气，人即有如是之疠疾"。戊子年少阴君火司天，岁运火运主之，五六月间，又少阴君火加临少阳相火，四火叠加，若"医者不按运气，固执古方，百无一效"。或"要之执伤寒之法以治疫，焉有不死者乎"，火毒克金，胃为阳明燥金，最易受邪。"予因运气，而悟疫证乃胃受外来之淫热，非石膏不足以取效耳"，以清瘟败毒饮治疗"每每投之百发百中"。后癸丑年京师多疫，服他药不效者，服清瘟败毒饮疗效霍然。

《疫疹一得》载清瘟败毒饮，治一切火热，表里俱盛，狂躁烦心。口干咽痛，大热干呕，错语不眠，吐血衄血，热盛发斑。不论始终，以此为主。后附加减。生石膏（大剂六两至八两，中剂二两至四两，小剂八钱至一两二钱）、小生地黄（大剂六钱至一两，中剂三钱至五钱，小剂二钱至四钱）、乌犀角（大剂六钱至八钱，中剂三钱至四钱，小剂二钱至四钱）、真川连（大剂六钱至四钱，中剂二钱至四钱，小剂一钱至一钱半）、生栀子、桔梗、黄芩、知母、赤芍、玄参、连翘、竹叶、甘草、牡丹皮。疫证初起，恶寒发热，头痛如劈，烦躁谵妄，身热肢冷，舌刺唇焦，上呕下泄，六脉沉细而数，即用大剂；六脉沉而数者，用中剂；六脉浮大而数者，用小剂。如斑一出，即用大青叶，量加升麻四五分引毒外透。

此十二经泻火之药也。斑疹虽出于胃，亦诸经之火有助之。重用石膏直入胃经，使其敷布于十二经，退其淫热；佐以黄连、犀角、黄芩泄心、肺火于上焦；牡丹皮、栀子、赤芍泄肝经之火；连翘、玄参解散浮游之火；生地黄、知母抑阳扶阴，泄其亢盛之火，而救欲绝之水；桔梗、竹叶载药上行；使以甘草和胃也。此皆大寒解毒之剂，故重用石膏，先平甚者，而诸经之火自无不安矣。

《疫疹一得》书后附有余师愚11则验案，皆为治疫病起死回生之例，蔚为奇观。现摘取两例，从中体会余师愚运用清瘟败毒饮的思路。

案例1 紫黑呃逆治验

丙午夏四月，塞道掌侄孙兆某者，病疫已十一日，原诊辞以备后事。塞公另延一医，用理中汤，兆某妻舅工部员外伊芳公，素精医术，不肯与服。曰：若治此症，非余某不可。其家因有人进谗言余用药过峻，惧不敢请，伊芳公力争，恳予甚切。予因知遇之感，慨然同往。诊其脉，沉细而数，验其症，周身斑点，紫黑相间，加以郁冒直视，谵语无伦，四肢如冰，呃逆不止，舌卷囊缩，手足动摇，似若循衣。此实危证，幸而两目红赤，嘴唇焦紫，验其是热。查看前方，不过重表轻凉，此杯水投火，愈增其焰，以致变证蜂起。

予用大剂，更加玄参三钱，大青叶二钱，使其内化外解，调服四磨饮。本家惧不敢服，伊芳公身任其咎，亲身煎药，半日一夜，连投二服，呃逆顿止，手足遂温，次日脉转洪数，身忽大热，以毒外透也。予向伊芳公曰：按法治之，二十一日得痊。但此剂不过聊治其焰，未拔其根，药力稍懈，火热复起。一方服至五日，病势大减，药亦减半。服至八日，药减三分之二，去大青叶。服至十日，药减四分之三，以后诸症全退，饮食渐进。计服石膏五斤十四两，犀角四两六钱，黄连三两四钱，举家狂喜，始悔进谗言之误也。

编者按：患者发病在丙午年四月，丙午年少阴君火司天，发病为二、三之气，主气为君火与相火，水运太过，运克司天，火气容易内伏，发生瘟疫。患者火毒内伏于心肺之间有三点明证：一是周身斑点，紫黑相间，加以郁冒直视，谵语无伦，舌卷囊缩，手足动摇，似若循衣，反而四肢如冰，呃逆不止；二是两目红赤，嘴唇焦紫；三是脉沉细而数。治以大剂量清瘟败毒饮加玄参、大青叶，岁运寒水太过，木土不枢，故调服四磨饮子，连服2剂，手足温，脉转洪数，热毒外透，反而身大热。用法还有一个显著的特点是随着病情好转，逐渐减少服药量，连服二十一日痊愈。

案例2　目闭无声治验

世袭骑都尉常公，系户部郎中观公名岱者，中表弟也。癸丑五月病疫。观公素精医术，调治半月，斑疹暗回，而诸症反剧，已备后事。乃弟因一息尚在，复邀余治。诊其脉，若有若无；观其色，目闭无声，四肢逆冷，大便旁流清水。余谢以不治。阖家拜恳，但求开方，死而无怨。余见嘴唇微肿，紫而且黑，知内有伏毒，非不可救。热乘于心肺，故昏闷无声；乘于肝，故目闭；乘于脾，故四肢逆冷；乘于大肠，故旁流清水。查看前方，亦是清热化斑等剂。观公素性谨慎，药虽不错，只治其焰，未拔其根，当此危急之秋，再一探视，死在三七。余按本方，用犀角八钱，黄连六钱，加滑石一两，木通三钱，猪苓、泽泻各二钱，桑皮三钱，栝楼霜三钱，另用石膏一斤，竹叶一两，熬水煎药。连进三煎，次日脉起细数，手足遂温，旁流亦减，小水亦通，目开而声出矣。仍用本方去滑石、木通、猪苓、泽泻、桑皮、栝楼。又一服，以后逐日减用，七日而痊。观公登门道谢曰：舍表弟之症，一百死一百，一千死一千，君能生之，敢不心悦而诚服！

编者按：癸丑年五月，为火年火月。癸为火运不及，岁支在丑，太阴湿土司天，太阳寒水在泉，不及之火困于司天在泉寒湿之气。辨证眼目有三：一是脉若有若无；二是观其色，目闭无声，四肢逆冷，大便旁流清水；三是嘴唇微肿，紫而且黑，知内有伏毒。癸丑年司天在泉寒湿之气是癸火内伏的推手，故仅用清瘟败毒饮之石膏、竹叶、犀角、黄连，且重用石膏一斤、竹叶三两清透湿热，佐以滑石一两，木通三钱，猪苓、泽泻各二钱，桑皮三钱，栝楼霜三钱，利湿清热，以开肺气。湿热透出之后，仅用石膏、竹叶、犀角、黄连，逐日减量，不治之症，起死回生。

清代王孟英在《温热经纬》中评价余师愚曰："余君治祁某案后云：此方医家不敢用，病家不敢服，甚至药肆不敢卖，有此三不敢，疫证之死于误者不知凡几。纪文达公于癸丑年曾目击师愚之法，活人无数，而谓其石膏一剂用至八两，一人服至四斤，因而疑为司天运气所值……然甲子、甲申、戊子、丙午、癸丑、甲寅等年，岁运并不同，何以案中治法皆同乎？此司天在泉之不可拘泥，但查其时之旱潦，见证之宜否为可凭也。"

由此可见余师愚灵活运用清瘟败毒饮，关键是观察其热毒内伏的程度，结合运气探究其热毒内伏的内外因素，诚如其所言审查病机于运气之中。

（五）清末民初鼠疫

清朝末年，岭南、南京、东北等多地曾爆发大规模鼠疫，鼠疫为甲类传染病，起病急，发展快，死亡率高。在当时我国卫生体系不完善、防疫能力差的情况下，许多中医名家们对鼠疫的病因病机进行了深入思考，提出了很多行之有效的治疗方法。现从五运六气角度分析近代多位医家对鼠疫病的认识，结合其诊疗地域，可以发现各医家的诊疗思路有着高度的相似性，并且这种规律与运气学说密不可分。

1. 1894 年岭南地区"甲午鼠疫"

易巨荪在《集思医案》中记载了广州"甲午鼠疫""甲午岁，吾粤疫症流行，始于老城，以次传染，渐至西关，复至海边而止。起于二月，终于六月……哭泣之声遍间里""疫症初起，即发热恶寒，呕逆、眩晕，甚似伤寒少阳病，惟发热如蒸笼，眩晕不能起……有先发核后发热者，有发热即发核者，有发热甚或病将终而后发核者，有始终不发核者。核之部位，有在头顶者，有在肋腋者，有在少腹者，有在手足者，又有手指足趾，起红气一条，上冲而发核者，见症不一"。

清代光绪年间，吴宣崇在其著作《鼠疫治法》中提出鼠疫源于"地气"，受生活环境影响极大，这在当时是极大的理论突破。随后罗汝兰更进一步，他认为鼠疫的发生，不单单是由于"地气"，而是受"天气"与"地气"的共同影响，他在《鼠疫汇编》中提到："言地气者，必兼言天气，其说乃全……统而言之者，天地之气足矣。"

从五运六气学说角度分析，鼠疫的前一年 1893 年为癸巳年，天干为癸，岁火不及，地支为巳，厥阴风木司天，少阳相火在泉，《素问·至真要大论篇》中提到"岁少阳在泉，火淫所胜，则焰明郊野，寒热更至"，且广州地处东南，气候温暖潮湿，"冬不藏精，春必病温"，邪气伏于三焦，阻滞气机而生内热，久则伤阴化燥。春时阳气始生，时甲午年少阴君火司天，"热气下临，肺气上从……大暑流行，甚则疮疡燔灼，金烁石流"，外邪引动伏邪，与伏邪所生之热同气相求，则水不济火，易生阳燥，多发温病。《素问·六元正纪大论篇》中明言，少阴司天之政，"气化运行先天，地气肃，天气明，寒交暑，热加燥……水火寒热持于气交而为病始也。热病生于上，清病生于下，寒热凌犯而争于中，民病咳喘，血溢血泄"，鼠疫起病急骤，伴高热寒战、皮肤瘀斑、出血等症状，这与《黄帝内经》中所言的少阴君火司天之年份的易发病证高度一致，初之气，太阳寒水加临厥阴风木，"阳气郁，民反周密，关节禁固，腰椎痛，炎暑将起，中外疮疡"，二之气，厥阴风木加临少阴君火，"目瞑目赤，气郁于上而热"，可见鼠疫发病与运气学规律相关。

易巨荪通过对《金匮要略》和《千金要方》的研究，提出鼠疫治疗应以升麻鳖甲汤为主，"疫者，天地恶厉之气也。人感毒气或从口鼻入，或从皮毛入，其未入脏与腑之时，必在皮肤肌腠经络胸膈之间，亦当使之由外而出……即至入脏与腑仍可用升麻鳖甲汤，随症加入各药以收效"。

阳毒之为病，面赤斑斑如锦文，咽喉痛，唾脓血。五日可治，七日不可治，升麻鳖甲汤主之。方为升麻（二两），蜀椒（炒去汗，一两），当归（一两），甘草（二两），雄黄（半两，研），鳖甲（手指大一片，炙）。

甲午年鼠疫，为天气引动，伏邪内感，化阳燥而生温病，正合升麻鳖甲汤之方义。方中重用升麻以升清逐秽，清热解毒，托邪外出；鳖甲以滋阴潜阳，软坚散结，正对鼠疫症状中的淋巴结肿痛、破溃；用蜀椒、雄黄、甘草败毒。诸药合而成方，随症加入桃仁、红花、柴胡、桔梗等药，治疗伏邪急性发作疗效极佳，易巨荪用升麻鳖早汤治疗早午年鼠疫，散剂、汤剂和外敷法灵活应用，可谓"活人无数"。

2. 1910 年东北地区 "庚戌鼠疫"

1910 年 11 月，在哈尔滨傅家甸地区首次发现鼠疫感染者，1911 年 1 月，沈阳、大连地区相继受到波及，当时恰逢中国传统节日——春节，人口流动度大，鼠疫传播速度之快令人咋舌，仅两个月便在东北、河北和山东等地区大规模传播。此次鼠疫是 20 世纪初世界上规模最大、传染性最强、死亡率最高的重大疫情，半年时间内吞噬了 6 万多条生命。

"天食人以五气，至人服天气而通神明"，天人相应，不应束之高阁，必须与疾病的诊疗联系起来。以此次庚戌年鼠疫为例分析，庚戌年，天干为庚，岁金太过，地支为戌，太阳寒水司天，太阴湿土在泉。此次鼠疫大暴发集中在1910 年 11 月中旬至次年 2 月，即大致在庚戌年六之气中，大运金运太过则及子水，逢六之气，《素问·六元正纪大论篇》中记载，凡太阳寒水司天之政，"终之气，地气正，湿令行。阴凝太虚，埃昏郊野，民乃惨凄，寒风至"，太阴湿土加临太阳寒水，肺气通调，下输膀胱，引心火下交肾水，然水湿泛滥，膀胱蒸化无力，水金不生，气水不化，阴凝成燥，燥甚化毒。冉雪峰提出"他疫均生于热时，而此独生于冬令寒水之时；他疫均生于热地，而此独生于北方寒水之地"，此次鼠疫发生于北方之地，寒水之时，运气之影响，阴燥之理法，可见其真矣。

冉雪峰在《冉氏温病鼠疫合篇》中提出，"水凝自不与火交，亦为阴燥。鼠疫之病，阴凝成燥，燥甚化毒之为病也"。在辨证论治中强调由寒化燥之鼠疫，虽为寒湿致病，然伤人者终为燥气，"微者逆之，甚者从之"，阴凝成燥化火，非寒之病，故应治燥而不可治其寒湿。若治此燥，生地、玄参之类质重而趋于中下焦，滋腻而阻滞气机，反而加重寒湿以助燥气，且肺属太阴，本湿标阴，今肺燥已生，可见阴气所存无几，尤不可用苦寒之药以伤脾土而绝肺金，唯喻嘉言之喻氏清燥救肺汤，清润兼补，顾胃救肺，诚可用也，但此方治"诸气膹郁，诸痿喘呕之因于燥者"，鼠疫之病，燥甚化毒，不容安稳坐待，故冉雪峰更拟太素清燥救肺汤，辛凉透邪，方中柿霜、梨汁轻清柔润资肺金，绝无滋腻之弊，犹如神助。因肺合皮毛，透表可减轻肺之压力，故太素清燥救肺汤可治燥气拂郁于气分者。

太素清燥救肺汤：瓜蒌皮（三钱），薄荷叶（一钱），杭菊花（二钱），冬桑叶（三钱），生甘草（一钱），鲜芦根（六钱），鲜石斛（三钱），叭哒杏（三钱），真柿霜（三钱），津梨汁（二茶匙）。

若肺燥郁既重，肺部溃烂，必及血分，气血交阻，则不可仅着眼于燥邪拂郁于气分，应当通窍活血，随症治之，故冉雪峰拟急救通窍活血汤，以疏通气血为当务之急。病在血而病源在气，所以共用青蒿、桃仁、红花，兼顾气血，用鳖甲、犀角入血分化邪，加入芦根清凉养液，加麝香以开孔窍，缓病势，速药力，更刺足太阳膀胱经之委中穴，助疏利气血，以救人于万急之中。

急救通窍活血汤：藏红花（二钱），川升麻一钱五分，青蒿叶三钱，真麝香（五厘，绢包），净桃仁（三钱），犀角尖（一钱），鲜芦根（六钱），鲜石斛（三钱），生鳖甲（三钱）。

在东北1910～1911年鼠疫的防治工作中，不得不提的便是当时任东三省防鼠疫全权总医官的伍连德博士。在东北地区鼠疫极其严重之时，留洋回国的伍连德博士受清政府委托，全权负责此次鼠疫的防治工作，他通过解剖试验，确定"肺鼠疫"的概念，并且在外国专家的巨大压力下，最终证实此次鼠疫可以不以动物为媒介而出现人传人现象。基于科学的认识，伍连德博士提出一系列防治措施，如封锁疫区、控制人口流动、设计口罩、强制隔离、焚烧感染者尸体及成立专门医院收治鼠疫感染者等，有效地阻断了细菌的传播途径，为最终的胜利奠定了重要基础。

3. 1920～1921 年东北地区庚申鼠疫

1920 年 11 月间，海拉尔地方传来鼠疫的消息，"以病人甚少，尚未惹人注意。迨至年杪，猝毙十数人，始各相顾失色"。直到 1921 年 2 月 15 日，伍连德博士才发表了一篇关于鼠疫的报道，当时形势已经十分严峻。报道以"满洲瘟疫"为题，详细论述了东北地区特别是扎赉诺尔矿区的疫情，"扎赉诺尔情况危急，几乎十分之一的居民死于该病"。

张锡纯长期在奉天（今沈阳）地区行医、教学，亲身经历了 1920～1921 年东北地区鼠疫，张锡纯对鼠疫的认识和治法值得我们深入思考和学习。《医学衷中参西录》中记载："鼠疫之证初起，其心莫不烦躁也；其脉不但微细，恒至数兼迟；其精神颓败异常，闭目昏昏，不但欲睡，且甚厌人呼唤；其口舌不但发干，视其舌上，毫无舌苔，而舌皮干亮如镜；其人不但咳嗽咽痛，其肺燥之极，可至腐烂，呕吐血水。"

1920 年为庚申年，天干为庚金，岁金太过，地支为申，少阳相火司天，气化运行先天，厥阴风木在泉。此次鼠疫与东北第一次鼠疫对比来看，同在寒地，同为庚年，同发于冬令寒时，如此比较，则更有价值。东北地区第二次鼠疫暴发时逢六之气，因为司天主上半年之六个月，在泉主下半年之六个月，当年之鼠疫暴发于年底，所以受在泉之气，即厥阴风木的影响更大。厥阴以风木主令，在天为风，在地为木，在人为肝，肝木以条达为性，生于肾水而依赖于脾土，五行相顺，则升癸水上交丁火，实为水火之中气，水火既济，阴阳互根，化生万物。今木病则升降失序，肾水不能上济心火，火不得水济而越于上，灼伤上焦阴液而生燥热，必发热头痛，"心莫不烦躁也"，肺脏因燥热袭扰而咳，阴血因燥热所迫而溢。庚申年岁金太过，燥气流行，"燥为寒热之中气，上燥则化火而为热，下燥则化水而为寒"，同为火水未济之因。

厥阴风木加临太阳寒水，"风热参布，云物沸腾""民病寒中，外发疮疡，内为泄满，故圣人遇之，和而不争"。张锡纯拟坎离互根汤，析其方解，可见张锡纯老先生深谙"利而不害，为而不争"之道。

坎离互根汤：生石膏（三两捣细），知母（八钱），玄参（八钱），野台党参（五钱），生怀山药（五钱），甘草（二钱），鸡子黄（三枚），鲜茅根（四两切碎）。方中石膏清既成之热；知母、玄参、生怀山药滋补肾阴以缓下燥；鸡子黄"温润淳浓，滋脾胃之精液，泽中脘之枯槁，降浊阴而止呕吐，升清阳而断泄利，补中之良药也"（《长沙药解》）；鲜茅根"居于水底，其性凉而善升"，正对木病的升降失序；人参与石膏并用，更能解寒温之燥热。诸药合用，润燥清热，未见重剂攻伐，却能使阴阳相顺接，张锡纯用之治疗当年盛行于东北一带的鼠疫，"服后效验异常"。张锡纯提出："其肺燥之极，可至腐烂，呕吐血水。"可知若燥热尤甚，肺部溃烂，则不能照搬此方，上述急救通窍活血汤同治燥邪伤肺，辨证得法，亦可用之。

编者按：诸次鼠疫发生时间、地域不同，但其病因病机可概之为"燥邪"。按陆懋修六气大司天推算，黄帝八年起第一甲子下元，厥阴风木，少阳相火，三次鼠疫流行均为第七十七甲子上元，阳明燥金，少阴君火。大司天君火加临燥金，则"燥邪"之因可得初窥。运气的影响，无论是风邪、热邪、湿邪，还是寒邪，均可成燥，燥甚化毒，则成疫疠。

广州鼠疫包括清末及近代粤闽等地多发鼠疫，看似与东北、内蒙古等北方地区各方面条件、爆发年份截然不同，症状也各有偏重，如 1894 年的广州甲午鼠疫，症状多"发热如蒸笼，眩晕不能起"，且以"发核"即淋巴结肿大为特征，为伏热化燥之机；1991 年东北庚戌鼠疫，冉雪峰明确提到燥邪之表现，"燥邪干肺，上犯脑海则晕眩，上灼咽喉则肿痛，留于脉而不去则结核，内逆冲动则干渴，内郁固闭则躁闷如啖蒜状，气不化津则咽干，不贯于四末则指头冷，不获布于周身则振寒"，燥邪之机无须赘言；1921 年内蒙古庚申鼠疫，其人莫不心烦，舌面"光亮如镜"，是为火水未济而生燥热之象。上述鼠疫看似不同，其实一也，三次鼠疫流行都离不开运气影响产生的"燥因"。南方热地之鼠疫，多发于春夏阳时，即热化太过，水不济火，发为阳燥。北方寒水之地，鼠疫多发于冬令，寒湿盛则气水不化，发为阴燥；风木病则火水未济，阴阳失调，亦病于燥。从三次鼠疫的代表方来看，易巨荪用升麻鳖甲汤滋阴润燥，升清逐秽；冉雪峰用太素清燥救肺汤辛凉透邪，清润肺金；张锡纯用坎离互根汤润燥清热，交通阴阳。无论其用药还是方义，无不着眼于"燥邪"，可见燥邪对于鼠疫的重要性。

我们可以看出，从五运六气角度来分析鼠疫，就会对燥邪之病因理解得非常清楚。以运气学规律分析为指导，联系临床表现，找出"燥邪"所生的原因，阳燥顾阴，阴燥顾阳，对中医学分析和治疗鼠疫有着非常大的意义。

（六）石家庄乙型脑炎大流行

流行性乙型脑炎是多发于夏秋季的急性传染病。发病快，病情进展迅速，重症患者可出现高热、昏迷、抽搐、偏瘫等表现。由于 20 世纪 50 年代还没有流行性乙型脑炎灭活疫苗，故本病的死亡率非常高。即使抢救成功，患者也会留有精神障碍、癫痫、痴呆等后遗症。

1954（甲午）年夏天，河北省石家庄市连降 7 天暴雨，洪水过境。洪水过后暴发流行性乙型脑炎，患者死亡率高达 50%，疫情一时难以控制。石家庄市卫生局以石家庄市传染病医院（现石家庄市第五医院）郭可明为首组织中医治疗小组，制定"清热、解毒、养阴"六字治疗原则。郭可明认为流行性乙型脑炎应该属于中医学"暑温"的范畴，并提出了以白虎汤、清瘟败毒饮为主方，重用生石膏，配合使用安宫牛黄丸和至宝丹的治疗方案。在这种治疗方案的指导下，经中西医结合治疗的 34 名流行性乙型脑炎患者无一例死亡，取得了奇迹般的效果。1955（乙巳）年卫生部（现国家卫生健康委员会）三次派出专家考察团，认定石家庄市中医治疗流行性乙型脑炎的病例真实可靠，决定全国推广。

1956（丙申）年，北京地区暴发流行性乙型脑炎，北京市卫生局（现北京市卫生健康委员会）采用 1954 年石家庄用"白虎汤"治疗流行性乙型脑炎的经验，但效果甚微。在周恩来总理的指示下，请中国中医研究院的蒲辅周先生和岳美中先生指导会诊。蒲老肯定了石家庄治疗流行性乙型脑炎的经验，用温病治疗原则治疗流行性乙型脑炎是正确的。他认为北京今年雨水较多，天气湿热，患者偏湿，本次乙型脑炎属湿温。倘若不加以辨别，而沿用清凉苦寒药物，就会出现湿遏热伏，不仅高热不退，反而会加重病情。采用宣解湿热和芳香透窍的药物，湿去热自退。改投通阳利湿法，用杏仁滑石汤、三仁汤等加减化裁，效果立竿见影，不少危重患者转危为安，一场可怕疫病得以迅速遏止。

蒲辅周总结 1955～1956 年的流行性乙型脑炎疫情，认为《黄帝内经》中治疗流行病最重要的指示为"必先岁气，无伐天和"。流行性乙型脑炎发生在夏秋之间，表现的症状与温病类的暑温相符，并且河北省石家庄市中西医配合，中医治疗已取得疗效，且成绩显著。在 1957 年防治流行性乙型脑炎工作筹备期间，在河北省石家庄治疗流行性乙型脑炎原有的"清热、解毒、养阴"六字治疗原则的基础上，用先贤的法与方，以清热养阴解毒为纲，再采古方分为八法，做细则以备临床应用。八法为辛凉透邪、逐秽通里、清热解毒、开窍豁痰、镇肝息风、通阳利湿、生津益胃、清燥养阴，选方 66 首以便临床应用。

（七）《续名医类案》运气论疫

案例 1

杨玉衡曰：乙亥、丙子、丁丑之间，吾邑连歉，瘟气盛行，用赔赈散治愈无数。方用白僵蚕二钱（酒炒），蝉蜕一钱，广姜黄三分（去皮），生大黄四钱，共为末，每服一钱八分二厘五毫，用黄酒一杯，蜂蜜五钱，调匀冷服，中病即止，因易其名曰升降散。盖取僵蚕、蝉蜕升阳中之清阳，姜黄、大黄降阴中之浊阴，一升一降，内外通和，而杂气之流毒顿息矣。炼蜜为丸，名太极丸，服法同。

编者按： 乙亥、丙子、丁丑三年收成欠佳，民不聊生，饥饱无常，脾胃受戕，感受瘟气，三焦枢机窒塞。清代杨栗山在《伤寒瘟疫条辨》中指出："温病亦杂气中之一也，表里三焦大热，其证治不可名状者，此方主之……如头痛眩晕，胸膈胀闷，心腹疼痛，呕哕吐食者；如内烧作渴，上吐下泻，身不发热者；如憎寒壮热，一身骨节酸痛，饮水无度者；如四肢厥冷，身凉如冰，而气喷如火，烦躁不宁者；如身热如火，烦渴引饮，头面猝肿，其大如斗者；如咽喉肿痛，痰涎壅盛，滴水不能下咽者；如遍身红肿，发块如瘤者；如斑疹杂出，有似丹毒风疮者……如误服发汗之药，变为亡阳之证，而发狂叫跳，或昏不识人者。外证不同，受邪则一，凡未曾服过他药者，无论十日、半月、一月，但服此散，无不辄效。"方中重用大黄，臣以僵蚕、蝉蜕咸以降肺，佐以片姜黄辛散胃气，辛咸以除滞。赔赈散又名升降散，其使用方法是用散剂，一次一至三钱，中病即止，升降气机，勿使过伤正气。

案例 2

雍正癸丑，疫气流行，抚吴使者嘱叶天士制方救之。叶天士曰："时毒疠气，必应司天，癸丑湿土气化营运，后天太阳寒水，湿寒合德，夹中运之火，流行气交，阳光不治，疫气大行。故凡人之脾胃虚者，乃应其疠气，邪从口鼻皮毛而入。病从湿化者，发热目黄，胸满，丹疹泄泻，当察其舌色，或淡白，或舌心干焦者，湿邪犹在气分，甘露消毒丹治之。若壮热，旬日不解，神昏谵语，斑疹，当察其舌，绛干光圆硬，津涸液枯，是寒从火化，邪已入营矣，用神犀丹治之。"甘露消毒丹方：飞滑石十五两，淡黄芩十两，茵陈十一两，藿香四两，连翘四两，石菖蒲六两，白蔻仁四两，薄荷四两，木通五两，射干四两，川贝母五两，生晒研末，每服三钱，开水调下，或用面糊丸如弹子大，开水化服亦可。神犀丹方：犀角尖六两，生地黄一斤（熬膏），香豆豉八两（熬膏），连翘十两，黄芩六两，板蓝根九两，金银花一斤，金汁十两，玄参七两，花粉四两，石菖蒲六两，紫草四两，即用生地黄、香豉、金汁捣丸，每丸三钱重，开水磨服。二方活人甚众，时比之普济消毒饮云。

编者按： 叶天士据癸丑年寒湿夹火的运气格局，制定甘露消毒丹治疗湿温疫气。特别指出因脾胃虚，湿温疫气从口鼻入，病从湿化、热化，邪在气分，重用滑石、黄芩、茵陈，佐以木通利湿清热，藿香、薄荷、石菖蒲、白蔻仁除中上焦湿浊，连翘、射干、川贝母清咽喉热结。用法特点亦是每服 3 钱，尤其显示湿热毒气为患，多因脾胃虚弱，不宜用大寒大苦重戕脾胃，反生湿浊。再看升降散治在肺燥表里三焦大热，除燥而开闭，则三焦气机得以枢转。余师愚之清瘟败毒饮则是火毒疫气克伐肺胃，必用大剂量石膏、黄连、黄芩、犀角、竹叶等清热解毒之品。

案例 3

陆养愚治周两峰，头痛身热，又舟行遇风，几覆。比至家，胁大痛，耳聋，烦渴谵语。医来诊，忽吐血盘许。医曰：两尺不应，寸关弦紧，烦渴谵语，是阳证也。弦乃阴脉，仲景曰阳病见阴脉者死，况两尺乃人之根蒂，今不起，根蒂已绝，孤阳上越，逼血妄行，据症脉不可为矣。辞去。陆至，血已止而喘定。脉之，两寸关弦而微数，两尺果沉而不起。盖症属少阳，弦数宜矣；胁痛耳聋，亦少阳本症；两尺不起，亦自有故。经云：南政之岁，阳明燥金司天，少阴君火在泉，故不应耳。吐血者，因舟中惊恐，血菀而神摄，为热所搏也。谵语者，三阳表证已尽，将传三阴也。先以小柴胡和之，坚实而下之，旬日当愈，因与二剂。明日胁痛减，耳微闻，但仍谵语，胸膈满闷，舌上薄黄苔，仍以小柴胡加桔梗、黄连，日服一剂，二日胸膈少宽而苔黑有刺，大便不行约七日矣，乃以润字丸三钱，煎汤送下。至夜，更衣洁身，诸症顿失。后去枳、桔，加归、芍，调理旬日而起。

编者按：《黄帝内经》云："三虚致疫。"南政之岁，阳明燥金司天，少阴君火在泉，"又遇惊而夺精，汗出于心"，己年司政，脾胃运化不得天助，又遇惊恐，而血菀于上，相火郁结，故以小柴胡汤加减，后又因大便不行七八日，合己年司政，用润字丸消积化湿清热，大便得通，诸症消失。《湿温时疫治疗法》载润字丸，其主要适应证为湿热食积，胸满不食，腹痛便闭，以及夏秋赤白痢。方剂组成：酒炒锦纹（大黄）一两，制半夏一钱二分五厘，前胡一钱二分五厘，山楂肉一钱二分五厘，天花粉一钱二分五厘，白术一钱二分五厘，广陈皮一钱二分五厘，枳实一钱二分五厘，槟榔一钱二分五厘（打粉末），姜汁打神曲为丸，如梧桐子大。

第六章　运气与龙砂医学流派

第一节　龙砂医学流派

一、沿革

龙砂医学流派是以江阴龙山、砂山地区为源头，由元代著名学者陆文圭奠定文化基础，经明、清两代医家的积累，不断向周边地区发展而形成的在苏南地区有较大影响力的学术流派。陆文圭之后，龙砂地区名医辈出，至清代时以华士镇为中心并不断向周边扩大，形成了影响全国的"龙砂医学"流派。

2012 年，龙砂医学流派传承工作室作为国家中医药管理局中医学术流派传承工作室（基地）建设项目的试点单位率先启动，随后龙砂医学流派传承工作室又被确立为全国首批 64 家中医学术流派传承工作室建设单位之一。由于龙砂医学流派学术特色鲜明，临床疗效突出，工作室代表性传承人顾植山教授对后辈传承弟子倾囊相授，全国各地慕名前来拜师者络绎不绝。

二、学术特色

（一）重视五运六气理论

龙砂医学流派重视五运六气理论的研究。历代龙砂名医对"五运六气"理论的研究和应用著述颇丰，如明代吕夔的《运气发挥》，清代缪问注姜健所传《三因司天方》，王旭高著《运气证治歌诀》，吴达《医学求是》中有"运气应病说"专论，薛福辰著《素问运气图说》，高思敬在《高憩云外科全书十种》中列入《运气指掌》一卷等。

龙砂医家尤为重视运气学说在临床中的应用，善用"三因司天方"治疗外感、内伤各种疾病，其中姜氏世医第四代传人姜健（字体乾）是杰出代表。据与姜健同时稍晚的名医缪问（1737—1803 年）记载："吾邑姜体乾先生治病神效，读其方必多至二十余品，心窃非之。然人所不能措手者，投剂辄效，殊难窥其底蕴也。后登堂造请，乃出宋版陈无择《三因司天方》以示，余始知先生之用药，无问内外气血，每于司天方中或采取数味，或竟用全方，然后杂以六经补泻之品。故其方似庞杂而治病实有奇功。"缪问从姜健处获《三因司天方》后详加注释；王旭高则将姜健所传《三因司天方》编成《运气证治歌诀》传世。

在《龙砂八家医案》中，留下了多位医家应用"三因司天方"治病的宝贵医案。柳宝诒、薛福辰等据运气原理阐发了伏邪理论；曹颖甫在晚年所作《经方实验录》序言中专门讲述了他十六岁时亲见龙砂名医赵云泉用运气理论治愈其父严重腹泻的经历，其注释《伤寒论》时专取经于运气学说名家张志聪和黄元御之说；承淡安写了《子午流注针法》（子午流注为五运六气应用于针灸方面的一种学说），又让其女承为奋翻译了日本医家冈本为竹用日语所作的《运气论奥谚解》；章巨膺曾发表《宋以来医学流派和五运六气之关系》一文，用五运六气观点解释了各家学说的产生；国医大师夏桂成教授注重五运六气理论在妇科临床的运用。龙砂医学流派传承工作室代表性传承人顾植山教授为龙砂医家柳宝诒的四传弟子，顾植山教授深入阐发了运气学说中"三阴三阳"和"三年化疫"等重要理论，在国家科技重大专项疫病预测预警课题方面的研究成绩卓著，引起了学界对中医运气学说的重视。

（二）重视《伤寒论》经方

龙砂医学流派运用《伤寒论》中六经理论结合辨体质指导临床应用。龙砂医家柳宝诒、章巨膺等强调用伤寒六经理论辨治各种外感病，他们据《黄帝内经》释《伤寒论》，用《伤寒论》六经看温病，与叶天士、吴鞠通等创立的温病学说不同，形成了独具特色的流派。现代传承人黄煌教授秉承龙砂前辈多用经方和重视辨体质的特色，通过辨体质与辨证相结，形成了别具特色的"黄煌经方"。现代传承人顾植山运用"三阴三阳""开阖枢"及"六经病欲解时"理论指导六经辨证和经方运用，扩大了经方应用的范围。

（三）善于运用膏滋方治未病

基于肾命理论运用膏方养生治未病是龙砂医学流派的特色之一。服用膏滋进补的地域主要是江南和浙北地区，而环太湖的龙砂文化区则是膏滋方民俗的中心。龙砂医学流派擅用膏滋方养生治未病，在江南地区倡议和推动了膏滋方民俗的发展。龙砂膏滋方强调顺应冬至一阳生的气化特点遣方用药，并讲究从冬至开始服用，体现了膏滋方的原创思维。龙砂医学流派的现代传承人较好地继承了龙砂膏方的学术宗旨，依据肾命理论结合冬藏精思想运用膏滋方养生调理治未病。同时在膏滋药的制作方面保持了传统制法的精良技艺，传承柳宝诒的"致和堂膏滋药制作技艺"，被列入国家第三批非物质文化遗产名录。龙砂膏滋方的原创思维和基本理论为江南地区的膏滋民俗正本清源。龙砂医学流派先后发表了《膏滋方理论考源》《龙砂膏滋说源》等重要文章。

第二节　三因司天方

一、概述

陈言（1131—1189 年），字无择，号鹤溪，宋代青田鹤溪人，他撰写《三因极一病证方论》，简称《三因方》，又称为《三因司天方》，成书于淳熙甲午（1174 年），共 18 卷，180 门，涉及内、外、妇、儿、五官各科，载方 1050 首。清代龙砂医家缪问将同乡名医姜体乾所藏之宋版陈无择《三因司天方》加以书论，著成《宋陈无择三因司天方》。清代王旭高据陈无择《三因司天方》编写《运气证治歌诀》。这两本书是后世研习《三因司天方》的重要版本。

《三因司天方》根据岁运和司天在泉立方 16 首，称为"三因司天方"，为中医运气方剂的代表。书中载有 10 首"五运时气民病证治方"，简称"五运方"。"五运方"据岁运而设。在《三因司天方》中，五运方条下均先列《黄帝内经》对岁运时气病证的原文，再列方解。五运方的排列顺序均按五运相生、太过、不及年份的顺序排列。《运气证治歌诀》先列岁运太过之年时气主方 5 首，再列岁运不及之年时气主方 5 首。首方为木运太过之苓术汤，后依次为麦门冬汤、附子山萸汤、牛膝木瓜汤、川连茯苓汤、苁蓉牛膝汤、黄芪茯苓汤、白术厚朴汤、紫菀汤、五味子汤。有 6 首"六气时行民病证治方"，据司天在泉之岁气变化而设，始于辰戌年静顺汤，按主气逆序排列，依次为卯酉年审平汤、寅申年升明汤、丑未年备化汤、子午年正阳汤，终于巳亥年敷和汤，方后均有加减。

三因司天方是针对运气病机的十六个套路，王旭高记载"未知创自何人"。三因司天方被龙砂医家广泛应用于临床治病之中，"常获奇效"。龙砂医学流派顾植山教授将其经验传授于弟子，使三因司天方的运用得以传承。执道不可拘泥，常法中亦有变法，灵活运用三因司天方，便可得运气之真要。缪问注《三因司天方》

中引张戴人之说"病如不是当年气，看与何年运气同，便向某年求活法，方知都在至真中，庶乎得运气之意矣"，为正确运用三因司天方指明了方向。

二、《三因司天方》及验案选粹

陈无择曰："五运六气，乃天地阴阳运行升降之常道也。五运流行，有太过、不及之异，六气升降，有逆从、胜复之差。凡不合于德化政令者，则为变眚，皆能病人。故经云：六经波荡，五气倾移，太过不及，专胜兼并。所谓治化，人应之也。或遇变眚，聿兴灾沴。因郁发以乱其真常，不德而致折复，随人脏气虚实而为病者，谓之时气。与夫感冒中伤，天行疫沴，颖然不同。前哲知夫天地有余、不足、违戾之气，还以天地所生德味而平治之。经论昭然，人鲜留意，恐成湮没，故叙而记之。"

王旭高按："运气证治方，载于《三因方》，系陈无择编辑，未知创自何人。揆其大旨，不出《内经》六淫治例，与夫五脏苦欲补泻之意。假令风木之年，而得燥金之年之病，即从燥金之年方法求治。发生之纪，而得委和之纪之病，即从委和之纪方法求治。此其道也。若谓其年必生某病，必主某方，真是痴人说梦矣。"

（一）苓术汤

1. 方论

【原文】凡遇六壬年，发生之纪，岁木太过，风气流行，脾土受邪，民病飧泄，食减体重，烦冤肠鸣，胁支满；甚则忽忽喜怒，眩晕颠疾。为金所复，则反胁痛而吐血，甚则冲阳绝者死。（《三因司天方》）

【方药】茯苓、白术、青皮、炙草、厚朴姜汁炒、半夏、炮姜、草果各等份。

【煎服法】上咬咀，每服四钱，水杯半，姜三片，枣二枚，煎七分，去滓，空心温服。

【歌诀】苓术汤青甘朴夏，炮姜草果枣姜加，六壬之岁（壬申、壬午、壬辰、壬寅、壬子、壬戌六年）发生纪（木运太过曰发生），木胜风淫土受邪，飧泄肠鸣胁支痛，苦温甘淡治脾家。

【方解】木胜风淫，则脾土受病而湿不运。经曰"脾苦湿，急食苦以燥之""湿淫于内，治以苦温，佐以甘辛"。故用白术、厚朴、草果、炮姜、半夏之苦辛温，以运脾燥湿；用茯苓者，所谓以淡泄之；甘草者，所谓以甘补之也。唯用青皮一味之酸以泻肝，亦可晓然于肝邪之不可过伐矣。仲景曰："见肝之病，知肝传脾，当先实脾。"尤在泾云："肝邪盛者，先实脾土，以杜滋蔓之祸。"然则岁木

太过，民病飧泄，而主以苓术汤，不治肝而治脾，不治风而治湿，谓非肝病实脾之一证乎。(《运气证治歌诀》)

2. 验案赏析

案例1 带下病

鞠某，女，41岁，2022年2月25日初诊。

【主诉】外阴有烧灼感1年，伴月经提前。

【病史】2021年3月出现阴道分泌物增加，呈豆腐渣样，后外阴出现烧灼感，经清热利湿等中药治疗未见明显疗效。刻下症见：外阴轻微烧灼感，阴道分泌物增多，月经量少，色暗红，有血块，腰痛，乳胀，胃畏寒，纳食一般，饥饿时胃脘痛，进食后可缓解，眠差，入睡难，多梦易醒，醒后难眠，情绪急躁易怒，大便日一二行，排便不爽，舌淡红，苔中白腻，脉左沉，右兼弦细。

【处方】炒白术15g，茯苓15g，土茯苓12g，厚朴9g，青皮9g，玄参9g，草果9g，炮姜6g，生酸枣仁15g，白茅根12g，车前子12g（包煎），天花粉9g，甘草6g。7剂，水煎服。

【二诊】2022年3月5日。患者诉外阴烧灼感减轻，阴道分泌物减少，失眠明显改善，大便次数增多，排便不爽感消，舌淡红、苔根白黄腻，脉沉浊。于上方加减治疗4周，诸症告愈。

【按语】患者一诊时阴道分泌物增加，纳食一般，兼饥饿时胃脘痛，大便黏腻不爽，苔中白腻，脉沉等症状，此乃脾胃虚弱兼湿浊郁滞于中下焦之象，后见外阴烧灼感，这是湿郁化热之征，然常法未奏良效，故考虑运气影响。适逢岁木太过之年，则土虚更甚。土愈虚则湿愈盛，湿愈盛则木愈郁，形成肝郁化火、脾湿下注之证，故阴道分泌物量多、呈豆腐渣样，兼见外阴烧灼感、情绪急躁易怒、难以入睡等。基于此病机，处方以苓术汤加减，方中以白术、茯苓、土茯苓、甘草健脾祛湿，以草果、厚朴、炮姜燥湿化浊，青皮疏肝泄浊，再配玄参、生酸枣仁以蛰相火安心神，佐以车前子、白茅根清热利湿，天花粉清热排脓。患者服药后诉外阴部烧灼感减轻，大便次数增多，排便不爽感消，失眠改善，舌苔中白腻转为前薄后厚苔，脉由弦细改为沉浊。可见肝郁之象减，湿热渐去，守方治疗而愈。(山东中医药大学鲁明源教授医案)。

案例2 溃疡性结肠炎

刘某某，男，出生于1972年10月27日，2023年11月6日初诊。

【主诉】矢气多，伴腹泻、脓血便10余年，加重半年。

【病史】患者素有腹泻、便脓血病史，今年5月份食杏后加重，7月份查出溃疡性结肠炎，服用美沙拉嗪肠溶片初始有效，后因饮酒及食辣后乏效，矢气多，伴腹泻，大便每日 4～5 次，脓血便，味臭，便前腹痛，腹部畏寒，平素食生冷刺激食物即腹泻，喜食热饮，舌暗红，边尖略赤，苔白，欠润，裂纹，脉浮涩。

【处方】茯苓 15g，白术 15g，炮姜炭 10g，厚朴 10g，青皮 10g，草果仁 6g，清半夏 10g，甘草 10g。7 剂，水煎服。

【二诊】2023 年 11 月 14 日。患者诉服药后脓血便、矢气已无，味臭亦无，仍便前腹部隐痛，现大便每日 2～3 次，时干时稀，仅用纸擦拭时见少量血丝，纳眠可，舌暗红，边尖略赤，苔白，欠润，裂纹，脉涩。处方为茯苓 15g，炒白术 15g，炮姜炭 10g，川厚朴 10g，青皮 10g，草果仁 3g，清半夏 10g，粉甘草 10g。14 剂，水煎服。

【按语】木强土弱，当实土泻木。患者生于壬子年五之气，得天地风火燥气旺，因木能克土，脾胃易受戕，故平素食生冷刺激食物易腹泻，喜食热饮。逢癸卯之年，气化运行后天，阳明燥金司天，少阴君火在泉，天气清而地气热，又因饮食不节，出现腹泻，便脓血，当实土而泻木，土为中枢，土实则燥热自然得清，故以苓术汤主之。（潍坊职业技术护理学院李宏教授医案）

案例 3　肠易激综合征

患者，男，生于 1969 年 11 月 9 日，2022 年 4 月 5 日就诊。

【主诉】反复发作腹泻 20 余年，加重伴腹痛 1 个月。

【病史】患者因长期饮食不规律及饮酒致反复腹泻 20 余年，遇寒冷、情志刺激、饮食不节时易诱发，伴腹胀肠鸣，平素急躁易怒，未发病时偶有便秘。1 个月前，患者因应酬喝酒后上述症状加重，伴有腹痛，胃肠镜检查未见明显异常，口服止泻药、胃肠动力调节药及健脾疏肝类中药治疗，症状仍反复发作。现症见：腹泻，大便稀，每日 4～5 次，便时腹痛，泄后痛减，腹胀肠鸣，食欲不振，小便频，寐可，舌质淡，苔薄白，边有齿痕，舌中有裂纹，脉沉弦。

【处方】苓术汤加减。茯苓 15g，麸炒白术 30g，姜厚朴 10g，炮姜 9g，青皮 9g，清半夏 9g，陈皮 12g，草果仁 9g，枳实 10g，诃子肉 12g，炙甘草 12g，大枣 3 枚。7 剂，每日 1 剂，水煎服。嘱患者禁酒，清淡饮食。

【二诊】2022 年 4 月 12 日。患者诉服药后腹痛、腹胀明显减轻，腹泻次数减少，每日排便 1～2 次，仍有大便不成形，继服原方 7 剂以加强疗效。

【三诊】2022 年 4 月 19 日。患者诉服药后诸症缓解，大便成形，继续巩固治疗 1 周。1 周后复诊，患者自诉大便已恢复正常。

【按语】本案患者生于 1969 年，为己酉年，是少土之年。患者发病时间不详，病情加重于壬寅年二之气，太阴湿土加临少阴君火，少阳相火司天。岁半之前，天气主之，火淫克金，故民病飧泄肠鸣，盖大肠阳明为火所伤，且太木之年，木胜乘土，脾胃虚弱，脾为气血生化之源，脾运化不利，则病腹泻食减、乏力肢重等。本案患者虽为己酉年生人，辨证亦为脾胃虚弱证，但崔德芝教授并未选用岁土不及之运气方——白术厚朴汤，而是侧重于根据患者就诊时的运气特点，以调节患者体质与五运六气的关系，扶土抑木，运用壬寅年运气方苓术汤健脾燥湿，实脾以抑肝，则病证解。（山东中医药大学附属医院崔德芝主任医案）

（二）麦门冬汤

1. 方论

凡遇六戊年，赫曦之纪，岁火太过，炎暑流行，肺金受邪，民病疟疟，上气咳喘，咯血痰壅，嗌干耳聋，肩背热甚，胸中痛，胁支满，背髀并两臂痛，身热骨疼，而为浸淫。为水所复，则反谵妄狂越。太渊绝者死。（《三因司天方》）

【方药】麦冬、桑白皮、钟乳粉、人参、紫菀、白芷、半夏、甘草、竹叶各等份。

【煎服法】上㕮咀，每服四钱，水杯半，去滓，空心温服。

【歌诀】麦门冬汤桑白皮，钟乳人参紫菀随，白芷半甘兼竹叶，咳喘咯血此方推。赫曦之纪（火运太过曰赫曦）年逢戊（戊辰、戊寅、戊子、戊戌、戊申、戊午六年），火灼金伤肺病宜。

【方解】火淫热胜，则相传之官受制，而治节失司，为咳喘上气咯血，肩背臂膊皆痛，皆肺病也。肺属燥金而恶火，火就燥，燥火本为同类，故肺受火刑为病，与燥气自伤无异。所谓自伤，气之削也。是方以麦冬补肺之阴，钟乳补肺之阳，人参补肺之正气，此三味先运筹帷幄，保守中军。然后用桑皮、紫菀之苦以泄之，白芷、半夏之辛以泻之，甘草缓之，竹叶清之，此数味者，是为斩将搴旗之师也。统而论之，即经旨热者寒之，燥者润之，弱者补之，强者泻之，调其气，而使其平，此之谓也。（《运气证治歌诀》）

2. 验案赏析

案例 1　咳嗽

辛某，女，1948 年 10 月出生。2019 年 11 月 11 日初诊。

【主诉】咽痒 2 个月余。

【病史】因说话过多出现咽痒，咳嗽，咯痰不畅，无恶心呕吐，自服清开灵颗粒等药物，效果一般。现纳可，眠欠佳，夜尿 2 ~ 3 次，大便干。舌红，舌中苔腻兼燥，有裂纹。脉缓滑有力，左寸勾，右寸细涩，右关大。

【处方】麦门冬汤加减。麦冬 9g，蜜桑白皮 9g，清半夏 9g，蜜紫菀 6g，白芷

6g，钟乳石 6g，党参 6g，旋覆花 9g，玄参 9g，当归 6g，川芎 6g，白芍 6g，炒杏仁 9g，炙甘草 9g。7 剂，水煎服。

【二诊】 2019 年 11 月 18 日。咽痒、咳嗽减轻，喉中仍有痰黏感，纳可，眠欠佳，夜尿 2~3 次，大便改善。处方为麦冬 15g，蜜紫菀 6g，蜜桑白皮 6g，清半夏 9g，党参 9g，炙甘草 9g，当归 6g，川芎 6g，白芍 6g，旋覆花 6g，玄参 9g，白术 9g，厚朴 6g。

【按语】 患者生于戊子年五之气，岁火太过，少阴司天，阳明在泉，少阳相火加临阳明燥金。戊子年乃火热之年，五之气见相火与燥金，患者素体肺金弱脏。患者己亥年五之气就诊，岁土不及，厥阴司天，少阳在泉，太阴湿土加临阳明燥金，脾土不足，必生痰湿，土不生金，则肺金受火、燥、湿三邪所犯，阳明不能敛降，故患者发为咽痒、咳嗽、咯痰不畅、大便干。舌红乃火热之象，舌中苔腻兼燥、有裂纹乃燥湿相间胃阴亏损之征。脉缓滑有力乃痰热相间，脉显于关乃胃气不降，右寸细涩乃肺气亏虚。予麦门冬汤加减，方中清半夏燥湿降逆，麦冬滋养肺胃而降逆，杏仁降肺气，桑白皮、紫菀清肺热，炒杏仁、蜜桑白皮、蜜紫菀以防苦寒伤肺，钟乳石温补肺气，白芷辛润散热，旋覆花降胃气，玄参降相火，取四物汤中当归、白芍、川芎以养血疏肝。患者服药后咽痒、咳嗽减轻，喉中仍有痰黏感，肺热甚，故加重麦冬用量以润肺生津，加白术、厚朴益气除湿、培土生金。（山东中医药大学附属医院谭智敏教授医案）

案例 2　低热不退

某男，27 岁，在上海工作，2019 年 10 月 3 日微信就诊。

【主诉】 低热、乏力 1 个月。

【病史】 患者 9 月初自觉胃不舒服，去医院做胃镜检查显示浅表性胃炎。又因出差劳累出现外感症状，当时发热，恶风，乏力不适，自服柴胡桂枝汤 2 剂后，出现咳嗽，乏力，纳差，低热不退 1 个月。期间就诊于上海市某中医院，服中药后咳嗽好转，吃饭改善。刻下症：每天晚上发热，咳嗽，胃中不适，发热前轻度恶寒，不发热则不恶寒，早晨发热，后自行下降至 37℃ 以下，一到晚上 7~8 点体温升高到 37.4 左右，持续 1 个月不愈。晨起咽痛，大便略干，舌质偏红，苔腻满舌。

【处方】 麦门冬汤加减。麦冬 30g，半夏 10g，桑白皮 12g，紫菀 9g，淡竹叶 12g，北沙参 12g，炒甘草 6g，生姜 9g，大枣 3 个。3 剂，水煎服。服 3 剂中药后，除仍稍感乏力外，诸症基本消失。

【按语】 本案患者属于外感温病误用伤寒方所致，辨证为肺胃燥热证，2019

年为己亥之岁，土运不及，厥阴风木司天，少阳相火在泉，病发四之气，客气少阴君火，主气太阴湿土。大暑之际湿热为患，患者初起虽有发热、恶风，但非感受风寒所致，伴胃中不适，乏力，结合运气特点，实为感受暑湿，营卫不和之象。因误用柴胡桂枝汤，辛温助热，耗伤肺胃气阴，故见夜热早凉，乏力，咳嗽，舌苔极其浑浊厚腻。治疗时当谨记"不知年之所加，气之盛衰，虚实之所起，不可以为工矣"，充分认识人体疾病与自然变化息息相关，养生治病应顺时而为。(山东中医大学附属医院谭智敏教授医案)

案例3　幼儿痒疹

于某，男，2014年9月出生，2019年5月1日就诊。

【主诉】幼儿痒疹3个月余。

【病史】患儿2019年1月底因高热、咽痛，就诊于某儿童医院，诊断为链球菌感染，发热3天后开始出现皮疹，面部、四肢、躯干局部分布皮疹，色红，瘙痒严重。医院予以长效青霉素和炉甘石合剂治疗，2周后出院，但皮疹未见好转。长效青霉素治疗2个月停药。3月份因皮疹不愈去山东省某皮肤病医院就诊，诊断为幼儿痒疹，予以西替利嗪、酮替酚口服，外用氢化可的松乳膏，用药1个月余，病情未见好转，遂求治于中医。刻下症见：幼儿右侧面颊、手臂、躯干部局部丘疹，小者如粟，大者如黄豆，色暗红高出皮肤，部分皮疹搔抓后渗出血水，少数皮疹顶端有水疱，瘙痒严重。近3天咳嗽，无痰，咽痒。患儿发育正常，纳食可，二便调。查体见咽红，双侧扁桃体肿大。舌尖红，舌苔根部稍厚色淡黄。

【处方】麦门冬汤化裁。麦冬20g，蜜桑白皮10g，蜜紫菀10g，钟乳石6g，淡竹叶6g，车前子6g，清半夏6g，党参10g，黄连3g，防风6g，蝉蜕6g，荆芥穗6g，木蝴蝶6g，炙甘草6g，生姜2片，大枣3枚。6剂，水煎服。另用黄连15g，蛇床子20g，黄柏15g，地肤子15g，3剂，水煎外洗，1剂用2次。

【二诊】2019年5月7日。患者诉服药期间基本不痒，咳嗽减轻，皮疹已无渗出，部分皮疹颜色变淡。舌尖微红，苔根部稍厚色淡黄。上方去钟乳石。续服6剂。服药6剂后，咳嗽愈，再无新疹出现，皮损继续好转，瘙痒几无。又服药12剂，疹退痒止。

【按语】《素问·气交变大论篇》曰："岁火太过，炎暑流行，肺金受邪。民病疟……而为浸淫。"《诸病源候论·浸淫疮候》曰："浸淫疮是心家有风热，发于肌肤，初生甚小，先痒后痛而成疮。"患儿发病于戊戌年末，岁运太徵，火运太过，亢极为邪。"温邪上受"，从口鼻而入，故病发热、咽痛，火热浸淫于皮肉则发为痒疮。《三因司天方》中麦门冬汤，原为六戊年所设。方中麦冬益肺阴清心火；桑白皮、紫菀专清肺热；竹叶、车前子入心经，从小便导热而出；半夏辛开苦降，宣畅气机；人参补益肺气；钟乳石补虚下气；黄连清心泻火；防风、蝉蜕、荆芥穗祛风止痒；木蝴蝶清肺利咽；炙甘草缓中和药。全方有清心火，补肺气，祛风止痒之功，利水通淋导热下行，使心火从小便而出。外治与内治同理，以清泻心火，燥湿止痒，解毒疗疮为要。（山东中医药大学宋咏梅教授医案）

案例4 失眠

患者，男，52岁，2018年12月18日初诊。

【主诉】失眠半年。

【病史】患者半年前绝经期后出现反复发作性睡眠不佳，一直服用半片阿普唑仑助眠，近半个月以来症状加重，入睡困难，甚则彻夜难眠，白天头部隐痛，自汗、盗汗明显，情绪烦躁易怒，口干，纳可，二便调，舌淡暗，苔薄黄，边尖红，脉沉弱。

【处方】麦门冬汤加减。麦门冬15g，桑白皮15g，钟乳石15g，党参15g，紫菀15g，半夏9g，白芷15g，淡竹叶12g，甘草9g，炒酸枣仁15g，生姜3片，大红枣2枚。水煎服，14剂。

【按语】患者1966年生人，丙子年，岁水太过，少阴君火司天，阳明燥金在泉，寒甚火郁，君火被岁水所克，本案患者体质易于形成火郁病机。又恰逢2018年为戊戌年，岁火太过，太阳寒水司天，太阴湿土在泉，易形成火郁病机。刻下症见患者眠差，情绪烦躁易怒，口干，舌紫暗，苔白少津，脉沉弱，一派心火旺盛、灼伤肺金之象。综合分析病机证候及运气特点发现与麦门冬汤对证。服药后电话随访，患者反映睡眠、情绪均较稳定。（山东中医药大学附属医院霍青主任医案）

（三）附子山茱萸汤

1. 方论

【原文】凡遇六甲年，敦阜之纪，岁土太过，雨湿流行，肾水受邪，民病腹痛，清厥，意不乐，体重烦冤，甚则肌肉痿，足痿不收，腰膝痛，中满食减。为风所复，则反溏泄肠鸣，大腹肿胀。太溪绝者死。（《三因司天方》）

【方药】附子、山茱萸各一两，半夏、肉果煨，各三钱，木瓜、乌梅、藿香、丁香各一钱，姜七片，枣三枚。

【煎服法】上㕮咀，每服四钱，水杯半，去滓，空心温服。

【歌诀】附子山萸半肉果，瓜梅丁藿二香和，再加姜枣治敦阜（土运太过曰敦阜），六甲之年土太过（甲子、甲戌、甲申、甲午、甲辰、甲寅六年），湿胜阳微脾肾伤，君以苦热酸辛佐。

【方解】腹痛寒厥，足痿不收，湿伤脾肾之阳矣。经言湿胜阳微，治之以苦热酸辛。盖苦能燥湿，辛可理脾，热性刚而扶阳，酸属木而制土故也。然肾肝同处下焦，而脾与胃为表里，脾肾既受湿邪，肝胃岂无波及。故用附子之热壮肾阳，即用山茱萸之温养肝阳，用肉果之辛醒脾阳，用半夏之辛和胃阳，少佐瓜梅之酸甘，制敦阜之太过，丁藿之辛香，辟雨湿之阴气，更加姜枣以和之，而邪有不却者乎！(《运气证治歌诀》)

2. 验案赏析

案例1 **声带白斑**

患者，男，37岁，渔民，2018年1月初诊。

【主诉】声音嘶哑2个月。

【病史】患者2个月前无明显诱因出现声音嘶哑，诊断为声带白斑。平素身体强壮，纳眠可，二便调。患者常年在海上作业，土气太过，舌体略胖大，质略红，舌面水滑，脉弦缓紧。

【处方】附子山茱萸汤。炮附子6g，山茱萸9g，木瓜12g，乌梅9g，半夏9g，肉豆蔻3g，丁香3g，藿香3g，生姜3片，大枣2枚。7剂，水煎服。服药后声音嘶哑减轻，此方坚持服用3个月，复查电子喉镜示：声带完全正常，临床症状完全消失。

【按语】望形，患者形体壮实，肌肉丰满，为土太过之形质。闻音，语音嘶哑。患者常年在海上作业，寒湿较重，舌不胖，微红水滑，脉弦缓紧。辨证为土克水，木复撞金。予附子山茱萸汤，温化寒湿浊气。(山东中医大学附属医院谭智敏教授医案)

案例2 **心绞痛**

张某某，男，1940年3月18日出生，2017年9月23日（丁酉年四之气）请顾植山教授会诊。

【主诉】胸痛、憋喘1年。

【病史】患者于2016年3月无明显诱因出现阵发性胸闷、憋喘、夜间胸痛，后背紧痛，于当地医院检查示"胸腔积液"，经住院治疗后好转。此后胸闷、憋气反复发作，多次住院治疗。10天前上述症状加重，于山东省某医院心病科住院治疗。现症见：阵发性胸闷，憋喘，气短，心前区隐痛，痛甚时汗出，后背紧痛，多于亥时（夜间9~11点）及丑时、寅时（凌晨3~4点）发作，咳嗽，咯白色泡沫样痰，心烦，口干，无口苦，怕冷，下半身明显，双足水肿，纳可，眠差，丑时（凌晨1～3时）左右易醒，醒后不易入睡，大便略稀，每日1～2次。舌质淡，苔白厚腻，裂纹，脉左寸弱，关脉略洪，尺脉沉不应手。检查：肌钙蛋白1.73ng/ml。西医诊断：急性冠脉综合征、心力衰竭（心功能Ⅲ级）、肺动脉高压。中医诊断：胸痹心痛。患者入院后给予抗凝、抗血小板聚集、扩血管、利尿等治疗，中医予益气养阴，活血化瘀法治疗。患者经上述治疗后，胸痛不缓解。

【处方】附子山茱萸汤加味。制附片30g（先煎3小时以上），山茱萸20g，宣木瓜15g，炒乌梅15g，公丁香3g（后入），木香10g，法半夏9g，紫丹参30g，生姜30g，大枣15g，酸枣仁30g（先煎）。水煎服200ml，早晚频服，2剂。

【二诊】2017年9月27日。患者9月25日服用汤药后当夜心绞痛只发作1次，自行缓解。服用汤药2剂后心绞痛未再发作，怕冷症状明显减轻，双足水肿消失，纳眠可，二便成形。

【三诊】2017年9月30日。患者症状持续好转，无胸痛，怕冷减，面色由晦暗转为明亮，左手尺脉按之应手。处方为上方改制附片30g为制附子9g。

【四诊】2017年10月4日。患者夜间胸痛仍偶有发作，夜间9点左右多发，气短，大便正常，舌质润，苔根微厚。处方为上方改山茱萸12g，改炒乌梅12g，加红参9g，水煎服。

【五诊】2017年10月9日。患者夜间仍有心绞痛发作，夜间9点左右多发，时有后背疼痛。处方为制附片30g（先煎3小时以上），山茱萸20g，宣木瓜15g，炒乌梅15g，公丁香3g（后入），木香10g，法半夏9g，紫丹参30g，生姜30g，大枣15g，酸枣仁30g（先煎），水煎服。服药后心绞痛未发，体力增，怕冷减。

【按语】顾植山教授看过本案患者，认为目前为丁酉年四之气，太阳寒水加临太阴湿土。水湿流行，肾中真气被遏，火用不宣，故而患者见怕冷、双足水肿症状。太阴湿土为患，故大便稀。肾中真火被抑，故左尺脉沉不应手。此时恰合四之气寒湿之气偏盛的临床特点。患者胸痛多于亥时、丑时、寅时发作，恰合太阴病、厥阴病欲解时时点。顾植山教授认为六气依次相传，周而复始。若经气在某时段出现问题，表现为病情的变化，可从此时段来判定，即"欲解时"。欲解时即为相关时。综合以上，顾植山教授认为本案患者乃太阴湿土之证，故予六甲年土运太过之附子山茱萸汤治之。正如张戴人所说："病如不是当年气，看与何年运气同，便向某年求活法，方知都在至真中，庶乎得运气之意矣。"顾植山教授紧抓四之气之运气病机，以"六经欲解时"为"相关时"之意，将辨天、辨人、辨证相结合，体现了"天人合一"的整体观念，可谓执简驭繁。全方以苦热酸温，直达

病所，可谓紧扣病机。患者病情曾出现反复，但查太阴湿土之病机仍在，复予一诊之方，显效。(龙砂医学流派顾植山教授医案)

（四）牛膝木瓜汤

1. 方论

【原文】凡遇六庚年，坚成之纪，岁金太过，燥气流行，肝木受邪，民病胁与少腹拘急痛，目赤耳聋，甚则咳逆，肩背尻阴股膝髀足皆痛。为火所复，则暴痛，肱胁不可转侧，甚而喘咳溢血。太冲绝者死。(《三因司天方》)

【方药】牛膝一两，酒浸，木瓜一两，炙甘草五钱，芍药三钱，天麻三钱，菟丝子三钱，酒浸，枸杞子三钱，黄松节二钱，姜二片，枣一枚，杜仲三钱，姜汁炒。

【煎服法】上㕮咀，每服四钱，水杯半，去滓，空心温服。

【歌诀】牛膝木瓜杞菟草，天麻芍药仲姜枣，六庚之岁（庚午、庚辰、庚寅、庚子、庚戌、庚申六年）遇坚成（金运太过曰坚成），金行太甚肝伤燥，燥属阳邪肝主筋，舒筋养血斯方好。

【方解】岁运太过，燥气伤肝，燥乃阳邪，伤肝之血，肝伤苦急，虽缓之者必以甘，而入肝者唯酸，故君牛膝、木瓜之苦酸以入肝，臣甘草之甘以缓肝，甘酸相得，便能化肝之液，以滋筋血之燥。即仲景所谓"肝之病，补用酸，助用苦，益用甘味调之"是也。佐以白芍敛肝阴，天麻平肝阳，菟丝子、枸杞养肝血，姜炒杜仲理肝气。盖燥气伤肝，肝之阴血急宜培，而肝之阳气不宜亢也。使以松节者，松为木长，其节多油，能祛骨节之风燥，肝属木而主筋，又同气相求之理也。统论全方，在养血以舒筋，则肝无燥急之苦矣。(《运气证治歌诀》)

2. 验案赏析

案例1 腰痛

某患者，女，31 岁，2020 年 11 月 13 日就诊。

【主诉】左臀部疼痛 3 个月余。

【病史】患者左臀部隐痛，带下色黄黏稠无异味，月经规律有血块，经前乳房胀痛，平素畏寒腰酸，口唇干，纳眠可，便软质黏，舌淡红有瘀点，苔白腻，脉沉细濡数。西医诊断：腰痛。中医诊断：腰痛。

【处方】牛膝木瓜汤加减。怀牛膝 15g，木瓜 15g，杜仲 12g，枸杞子 12g，菟丝子 15g（包煎），油松节 12g，丹参 12g，川芎 9g，薏苡仁 60g，炒黄柏 9g，制苍术 12g，甘草 6g。7 剂，每日 1 剂，水煎分早晚服用。上方服用后腰痛基本缓解，效不更方，原方加减继服 14 剂巩固疗效。

【按语】腰为肾之府，肾虚则腰酸隐痛，带下色黄质黏则下焦湿热可见，经前乳房胀痛是肝郁之象。治宜益肾疏肝，清利湿热。发病时值庚子年五之气，岁运为金运太过，岁气为阳明燥金在泉，两金叠加，肃降更甚，木气郁遏，肾水不生，故以牛膝木瓜汤配伍清利湿热之品治疗。怀牛膝、木瓜补肝肾、敛肝逆；杜仲、菟丝子、枸杞子补中寓升，滋肾水，养肝木；油松节祛湿和络；配伍川芎、丹参疏肝行气、活血化瘀；薏苡仁、制苍术、炒黄柏清利湿热；甘草调和诸药。诸药合用，清补并施，共奏补肾疏肝、清热祛湿之功。（山东中医药大学鲁明源教授医案）

案例 2　失眠

患者，女，51 岁，1970 年 5 月 23 日出生，2020 年 7 月 5 日初诊。

【主诉】失眠 10 余年。

【病史】患者入睡困难，睡后易醒多年，双眼干涩，皮肤干，乏力，面色萎黄，纳可，二便正常。患者自诉从事个体经营，疫情以来生意不景气，失眠加重，心情郁闷。舌淡苔白，脉弦细涩。

【处方】牛膝木瓜汤加味。怀牛膝 9g，木瓜 12g，盐杜仲 6g，菟丝子 6g，枸杞子 6g，白芍 6g，天麻 6g，油松节 6g，炙甘草 6g，茯苓 9g，川芎 6g，酸枣仁 12g，知母 6g，生姜三片，大枣 2 枚。7 剂，水煎服。

【二诊】2020 年 7 月 12 日。患者诉服上方后眼干、乏力好转，睡眠稍好，舌脉同前。处方上方加蜜桑白皮 6g，14 剂，水煎服。

【三诊】2020 年 8 月 1 日。患者诉服药后多年面色萎黄已显著改善，睡眠好转，心情也变好了，因疫情原因不方便复诊，上方继服 1 个月。后 2 年，患者因他病就诊，告之多年失眠服上药半年，已经痊愈。

【按语】本案患者出生于庚辰年三之气，金运太过，太阳寒水司天，太阴湿土在泉，三之气太阳寒水加临少阳相火，结合脉证，患者体质为燥气流行、肝木受邪，日久血虚相火扰动，故失眠多年，当属肝虚肺燥，治以补肝润燥，方用牛膝木瓜汤合酸枣仁汤，肝虚得补，诸症自除。（山东中医药大学附属医院谭智敏教授医案）

（五）川连茯苓汤

1. 方论

【原文】凡遇六丙年，流衍之纪，岁水太过，寒气流行，邪害心火，民病身热烦躁谵妄，手足厥冷，甚则腹胀大，喘咳上气，寝汗出憎风。为土所复，则反腹满肠鸣溏泄，渴妄，神门绝者死。（《三因司天方》）

【方药】川黄连一两，茯苓一两，麦冬半两，车前子半两，远志半两，姜汁制，通草半两，半夏一钱，黄芩一钱，炙甘草一钱，姜七片，枣三枚。

【煎服法】 上咬咀，每服四钱，水杯半，去滓，空心温服。

【歌诀】 川连茯苓汤远志，车通麦夏草黄芩，纪逢六丙（丙寅、丙子、丙戌、丙申、丙午、丙辰六年）为流衍（水运太过曰流衍），寒水流行邪害心，谵妄躁烦肢厥冷，急清心主此宜斟。

【方解】 身热谵妄烦躁，而手足厥冷，显然君主为寒水遏伏，阳气不得四布，而坐令自焚。故重用黄连之苦，急清心经之焰，内安君主；茯苓之淡，急泄流衍之水，外御客邪；麦冬、黄芩、甘草佐川连行救焚之功；半夏、车前、通草佐茯苓共成决渎之功；远志开心窍，用姜汁制之，则能通神明而宣阳气，阳气得宣，水邪尽却，烦躁厥冷自已。（《运气证治歌诀》）

2. 验案赏析

案例 1 胸痹

男，76 岁，2016 年 5 月 26 日初诊。

【主诉】 阵发心前区疼痛 7 年，加重 1 周。

【病史】 患者 7 年前劳累后出现心前区疼痛，含服速效救心丸后缓解，后胸痛症状反复出现，1 周前心电图检查示室性期前收缩，ST－T 改变。刻下症见：胸痛、胸闷阵发，自觉早餐后及夜间较重，心前区有热感，泛酸，乏力，眠差易醒，大便不畅，舌质红，尤以舌尖为甚，舌根苔腻，脉沉寸弱。

【处方】 川连茯苓汤合升明汤加减。黄连 9g，清半夏 9g，陈皮 12g，炒枳实 9g，竹茹 6g，炒黄芩 9g，乌贼骨 30g，制远志 9g，车前子 12g（包煎），通草 6g，瓜蒌 12g，酸枣仁 30g，川芎 12g，知母 9g，茯苓 12g，炙甘草 6g，生姜 2 片。6 剂，水煎服。

【二诊】 2016 年 6 月 2 日。患者服药后诸症减轻，大便量少，睡眠仍差，舌质红，舌根腻，苔薄，脉弦沉。处方为上方改瓜蒌为 18g、车前子为 15g（包煎），加太子参 12g。7 剂，水煎服。患者服药后无明显胸痛、胸闷，睡眠明显改善，继续巩固治疗。

【按语】 患者心下痞可诊断为泻心汤证，脾胃中焦为四运之轴，阴阳之机，中焦不运则气机痞塞、升降失常，应用黄连、黄芩、半夏、干姜辛开苦降，调脾胃升降，中焦之轴开，脾升胃降，则患者痞塞满闷症状可消。上焦心火重宜清，当清心前区有热感等心火为害症状。司天之气及主气皆是少阳相火，少阳火胜，热客于胃，容易出现胸痛、心烦、泛酸、腹痛等不适，合用升明汤清少阳之火，两方结合，收效良好，二诊时加重宽胸理气药剂量，气机顺畅后予以补气，调节一身气机巩固疗效。（山东中医大学附属医院吴波主任医案）

案例 2 湿疹

袁某，男，2008 年 2 月出生，2019 年 4 月 14 初诊。

【主诉】湿疹反复发作 1 年余，加重近 1 个月。

【病史】患者 1 年前出现湿疹，反复发作，发处不定，皮损色红，痒甚，外用药物数日可愈。1 个月前再次发病且症状加重，数药不愈。刻下症见：左侧面颊、锁骨窝、后背、手腕内侧、左耳部可见红色皮疹，高出皮肤，色鲜红，边界清晰，外耳部皮疹有黄色液体渗出，瘙痒严重，舌红苔薄白，脉弦滑。患儿纳眠可，皮肤白细，平素喜食寒凉、甘甜之品。

【处方】六丙年运气方黄连茯苓汤化裁。黄连 6g（后下），茯苓 15g，黄芩 6g，车前子 9g（包煎），法半夏 9g，通草 6g，生甘草 6g，麦冬 9g，桑白皮 9g，竹叶 6g，远志 6g，生姜 6g。7 剂，水煎服。

【复诊】复诊两次，药进疹渐退，守方再进，共服 14 剂。2019 年 5 月 26 日患者特来答谢，诉湿疹已愈，皮肤已光洁如常。

【按语】患儿生于戊子年，火运太过，司天之气为少阴君火，气运相合，二火相加，故其先天运气体质为火气偏盛。平素喜食寒凉，可致体内寒热相搏，火热内郁。本次发病时间为己亥年二之气，客气太阳寒水加临主气少阴君火，正是寒水与火热相搏之时，天人相应，天气引动病气，故旧疾复发并加重。治从"寒水戕害心火"，方选黄连茯苓汤。方中黄连清心经之热；茯苓淡渗流衍之水；麦冬、黄芩、桑白皮佐黄连行救焚之功；半夏、车前子、通草佐茯苓共成决渎之功；远志开心窍，用姜汁制之，则能通神明而宣阳气，阳气得宣；生甘草清热解毒，调和药性；生姜温中和胃，佐制黄连之寒，且能助诸药到达皮肤，宣散郁热。黄连茯苓汤本为六丙年而设，原治"岁水太过，寒气流行，邪害心火"。患儿虽发病于己亥年，但辨其生时、病时，结合疹色鲜红、舌红苔白等病象，可知寒水郁遏心火是其主要发病病机，与六丙年气运相符，故以丙年运气方黄连茯苓汤为治。（山东中医药大学宋咏梅教授医案）

案例 3 过敏性紫癜性肾炎

患儿，男，7 岁，于 2016 年 8 月 18 日就诊。

【主诉】双下肢反复出现瘀点、瘀斑 1 个月，尿常规异常 1 周。

【病史】因过敏性紫癜伴肾炎入院。双下肢散见暗红色出血点，不高出皮面，压之不褪色，无腹痛，无关节痛，无热，无咳嗽，纳眠可，小便有泡沫，不易消散，大便可。咽红，舌红苔黄厚腻，脉滑数。辨为湿热阻络。住院期间查尿蛋白（＋＋＋），予以甲泼尼龙琥珀酸钠足量静脉滴注及其他对症治疗，中药先后选用四妙散、清热泻脾散加减，2周后好转出院。2016年9月8日就诊于门诊，症见双下肢无新起皮疹，无腹痛，无关节痛，腹胀，纳眠可，小便有少量泡沫，大便2~3日1行，偏干。尿常规：尿蛋白（±），酮体（±）。现服用泼尼松早上15mg，中午15mg，晚上5mg。现咽红，上颚充血，舌红苔黄厚，脉滑数。

【处方】黄连茯苓汤。黄连6g，茯苓12g，当归9g，通草6g，车前子9g（包煎），远志9g，麦冬12g，黄芩9g，桔梗9g，熟大黄6g，竹茹9g，炙甘草6g，厚朴9g。水煎服，每日1剂。连续服用7剂，尿蛋白转阴。继服1个月余，患儿规范撤减激素，尿蛋白未见异常。

【按语】患儿发病时正值夏季，且入院至复诊之时，舌苔均黄厚，脉象滑数，小便带有泡沫、尿蛋白阳性，提示有湿浊、湿热之患，辨证为湿热内蕴。住院期间中药选用常法清热利湿，且加用足量激素，但收效甚微。故复诊时，考虑患儿发病正值四之气主气太阴湿土，客气阳明燥金时段，认为此为湿邪困脾，脾胃虚弱，水谷精微不能正常输布代谢，清浊不分，下注膀胱，可见蛋白尿。湿浊及湿热的产生皆与脾脏密切相关，脾脏本虚，故而水湿盛行。选用黄连茯苓汤，全方共奏清热利湿之效，并兼顾健脾，减轻激素副作用，防止复发。（山东中医药大学附属医院潘月丽教授医案）

（六）苁蓉牛膝汤

1. 方论

【原文】凡遇六丁年，委和之纪，岁木不及，燥乃盛行，民病中清，肢胁小腹痛，肠鸣溏泄，为火所复，则反寒热疮疡，咳而鼽衄。（《三因司天方》）

【方药】肉苁蓉、牛膝、木瓜、当归、白芍、大熟地、乌梅、炙甘草各等份。

【煎服法】上咬咀，每服四钱，水杯半，去滓，空心温服。如筋痿脚弱，加鹿角屑同煎。

【歌诀】苁蓉牛膝汤熟地，归芍瓜梅炙草比，肝虚伤燥此方宜，六丁之岁（丁卯、丁丑、丁亥、丁酉、丁未、丁巳六年）委和纪（木运不及曰委和），肢胁少腹悉皆疼，脚弱还加鹿角使。

【方解】此与前牛膝木瓜汤大段相同，但彼困燥盛伤肝，肝血虽虚不甚，故止化肝之液，养肝之血，便可以去燥。此以肝虚伤燥，血液大亏，故用苁蓉、熟地峻补肾阴，是虚则补母之法也。（《运气证治歌诀》）

2. 验案赏析

案例1　银屑病

患者荆某某，女，32岁，2017年10月1日初诊。

【**主诉**】周身泛发红斑丘疹伴脱屑 10 余年。

【**病史**】患者有银屑病病史 10 余年，2017 年较前明显加重，头皮皮损满布，背部皮损增厚变硬，上附鳞屑，四肢皮损脱屑较多，皮损色暗红，伴瘙痒，皮肤较干燥，纳眠可，二便调，舌红绛苔少，脉弦数。

【**处方**】苁蓉牛膝汤加减。肉苁蓉 9g、怀牛膝 15g、熟地黄 12g、当归 9g、白芍 12g、宣木瓜 12g、乌梅 9g、炙甘草 9g、赤芍 15g、紫草 30g、茜草 15g、连翘 15g、白鲜皮 15g、荆芥 9g、木蝴蝶 9g。14 剂，每日 1 剂，水煎服，早晚分服。

【**二诊**】2017 年 10 月 15 日。患者服药后皮损变平变薄，背部等鳞屑较多、较厚处鳞屑明显减少，瘙痒明显减轻，见周身零星新发，纳眠可，二便调，舌红苔少。处方为上方加丹参 15g，21 剂，水煎服。

【**三诊**】2017 年 11 月 12 日。患者诉皮损渐消退，颜色变淡，四肢零星新发，微痒，鳞屑较前增厚，纳眠可，二便调，舌红苔薄白。处方为上方改白鲜皮为 30g，加生地黄 21g。14 剂，每日 1 剂，水煎服，早晚分服。

【**四诊**】2017 年 11 月 26 日。患者诉原皮损部分消退，无新发，鳞屑减轻，不痒，纳眠可，二便调，舌红，苔薄黄。处方为在原方基础上加入审平汤原方及木蝴蝶 15g，丹参 15g，14 剂，每日 1 剂，水煎服，早晚分服。2 周后复诊诉皮损基本消退，部分皮损消退后形成色素减退斑，停用中药，1 周后随访未见明显复发。

【**按语**】患者出生于 1985 年 11 月，为乙丑年，中运金运不及，太阴湿土司天，太阳寒水在泉，主气为太阳寒水，客气厥阴风木，总体寒湿较重。张晓杰教授四诊合参，诊断患者为银屑病寻常型，证属肝阴亏虚，方用苁蓉牛膝汤。苁蓉牛膝汤由肉苁蓉（酒浸）、熟地黄、牛膝（酒浸）、当归、白芍、木瓜、甘草（炙）、乌梅、鹿茸、生姜、大枣组成。清代缪问在《三因司天方》中对该方有如下注解：肉苁蓉味咸能润下，温而不伤津，十分适用于坎中之阳；熟地黄味苦能坚肾，湿以滋燥，阴阳平补，不致阴阳偏胜；再用当归、白芍辛酸化阴，直走厥阴之脏，以治疗血燥；木瓜味酸能泄少阳；甘草味甘能泄少阴；再合之牛膝、乌梅，主寒热往来反复之症；鹿角专散疮疡，且可治疗少腹痛；姜枣调和营卫，止泻痢。诸药共奏补肝肾，养肝血之功。全方既考虑了银屑病风燥等机制，亦结合了患者寒湿体质，合理平衡了阴阳，也顺应了天气，取得了良好的疗效。（山东中医药大学附属医院张晓杰主任医案）

案例 2 **白塞综合征**

刘某某，男，9 岁，2017 年 10 月 31 日初诊。

【主诉】反复口、眼、生殖器溃疡1年余，加重1周。

【病史】患儿1年前无明显诱因出现口、眼、生殖器溃疡，1年来反复发作，并伴有剧烈疼痛，于当地某三甲西医院诊断为白塞综合征，予沙利度胺治疗效果不佳。近1周以来因溃疡症状明显加重，遂来诊。刻诊：口、眼、生殖器溃疡伴剧烈疼痛，生殖器处症状明显，口干口渴，心烦，小便色黄，大便干燥，每2~3日1行，舌红、苔少伴细小裂纹，脉细数。

【处方】苁蓉牛膝汤合小承气汤化裁。肉苁蓉10g，怀牛膝10g，乌梅10g，木瓜15g，熟地黄15g，白芍10g，炙甘草7g，当归7g，鹿角片8g（先煎），车前子10g（包煎），丹参10g，生酸枣仁10g，炒酸枣仁10g，制大黄6g，厚朴6g，枳实6g。5剂，每日1剂，水煎200ml，分2次温服。

【二诊】2017年11月6日。患儿服药后口、眼、生殖器溃疡愈合，疼痛消失，大小便均正常，遂停药。3年后随访，家长诉患儿溃疡无复发。

【按语】白塞综合征是一种病因不明的以血管炎为主要病理基础的慢性多系统疾病。临床表现为复发性口腔溃疡、生殖器溃疡、葡萄膜炎及皮肤损害。足厥阴肝经络阴器，若肝肾亏虚，经络失和，燥热之邪破络入经犯肝，下注阴部，则发为生殖器溃疡；秋日燥邪偏胜，大便干燥、口干口渴亦为肝木不及，燥热所伤；舌红、苔少伴细小裂纹，脉细数皆为肝肾阴虚之征。四诊合参，辨证为肝虚燥热、肝肾阴虚证，方选苁蓉牛膝汤合小承气汤化裁以补肝益肾、滋阴润燥。方中肉苁蓉与熟地黄相合补肾中阴阳，滋先天之精，又能补母生子，补益肝阴；加木瓜、乌梅生津止渴；当归、白芍、怀牛膝入厥阴肝经以补肝柔肝；少佐鹿角片以阳中求阴，补肾益精；车前子色黑，功达水源，与鹿角片合用，共奏补肾水之功；虑患者久病致瘀，酌加丹参活血化瘀；心烦、小便色黄均为少阳经胆热表现，酸枣仁味酸平，生用善清少阳经胆热、熟用善补肝阴，生熟合用不仅可以养阴柔肝，还能宁心安神以疗虚烦；合小承气汤以调理胃气，通利大便。药证合拍，效如桴鼓。（青岛海慈医院王静主任医案）

案例3　阵发性室上性心动过速

王某，男，65岁，2017年6月2日初诊。

【主诉】阵发性心悸反复发作5年余。

【病史】患者因阵发性心悸，曾于3年前做过射频消融术，近来因急性肾衰竭住院，治疗后肌酐恢复正常。现时发心悸，胃脘部有空虚感，喜温喜按，曾做心电图示阵发性室上性心动过速，应用普罗帕酮可转复，但头汗出，平素口干，易紧张，大便秘结，舌质红，有裂纹，苔黄微厚，脉左寸浮，关尺弱，右脉弦。心率 60 次/分，律齐，未闻及杂音，血压 140/71mmHg。

【处方】苁蓉牛膝汤合审平汤合四逆散加减。肉苁蓉 15g，川怀牛膝 15g，熟地黄 12g，当归 15g，白芍 15g，木瓜 18g，炒乌梅 12g，制远志 12g，檀香 6g（后入），柴胡 12g，炒枳壳 12g，炒黄芩 9g，天冬 12g，陈皮 12g，炙甘草 6g。7 剂，水煎服。

【二诊】2017 年 6 月 13 日。患者服药后心悸未再发作，头部汗出减少，时头晕，口苦，大便每日 1 次，小便多，舌质淡红，苔薄，裂纹浅，脉左寸略浮，尺弱。处方为上方加丹参 15g，7 剂，水煎服。

【三诊】2017 年 6 月 20 日。患者服药后心悸未再发作，头汗减，头晕有沉感，醒后多见，嗳气，梦多，舌质淡红，裂纹，苔薄，脉关浮，寸尺弱。处方为上方去川牛膝，炒黄芩改为 6g，7 剂，水煎服。服药后已无口苦，火热已退，故去川牛膝，以防火热之邪退而未尽，故无需去炒黄芩，量减少即可。

【四诊】2017 年 6 月 27 日。患者诉近期未发心悸，嗳气，口中黏腻，不欲饮，纳少，眠多梦，大便硬，每日 1 次，舌质淡红，裂纹浅，苔薄，脉沉，但左寸浮，右关浮。处方为肉苁蓉 15g，怀牛膝 15g，制远志 12g，当归 15g，白芍 15g，木瓜 15g，炒乌梅 12g，天冬 12g，檀香 9g（后入），炒黄芩 9g，半夏 9g，陈皮 12g，茯苓 12g，炙甘草 6g。7 剂，水煎服。

【五诊】2017 年 7 月 4 日。患者近 1 周心悸发作 3 次，1～5 分钟可缓解，心中有坠坠感，口腔溃疡 2 周，睡眠差，舌质红，裂纹浅，苔薄，脉弦紧。处方为肉苁蓉 15g，川怀牛膝 12g，熟地黄 12g，当归 15g，白芍 15g，木瓜 18g，炒乌梅 12g，制远志 12g，檀香 9g（后入），柴胡 12g，炒枳壳 12g，炒黄芩 9g，天冬 12g，陈皮 12g，炙甘草 6g，麻子仁 15g。7 剂，水煎服，每日 1 剂。

【六诊】2017 年 7 月 11 日。患者服药后心悸未发作，纳眠可，大便秘结，脉弦紧。处方为上方去炒枳壳，天冬改为 15g，麻子仁改为 18g，加炒枳实 12g，7 剂，水煎服。大便秘结未见好转，故麻子仁加量，又加炒枳实，取麻子仁丸之意，加天冬滋阴以润燥，共奏通腑泄热之功，以防邪热不下再诱发心悸。

【七诊】2017 年 7 月 18 日。患者服药后未再发作阵发性室上性心动过速。阴雨天下肢有麻木感，大便稍硬，舌质红，苔薄，脉紧弦。效不更方。阴雨天下肢有麻木感，加木瓜 24g 祛湿通络。7 剂，水煎服。

【按语】2017 年丁酉年主运木运不及，胜气为金，性燥，复气为火，性热，加之阳明燥金司天，故上半年多燥多热。发病时值三之气，阳明燥金加临少阳相火，此时节燥热邪气更盛。患者住院期间多用大黄等泻药降肌酐，致使下虚上盛，寸脉浮为上焦"阳"热，尺脉弱为"阴"虚，症状、舌脉均为佐证。加之燥热之邪性升散，多在上，致使上更盛，气血鼓动甚，则发为心悸。故以固下焦清上焦为治疗原则，选用苁蓉牛膝汤合审平汤合四逆散加减。(山东中医药大学附属医院吴波主任医案)

（七）黄芪茯苓汤（黄芪茯神汤）

1. 方论

【原文】凡遇六癸年，伏明之纪，岁火不及，寒乃盛行，民病心胸中痛，膺背两臂内痛，噎塞郁冒，暴喑，甚则髋髀痛，不能屈伸。为土所复，则反溏泄肠鸣腹痛，手足痿痹，不能任身。(《三因司天方》)

【方药】黄芪、茯苓、紫河车、远志姜汁炒、苡仁生研、人参各等份，肉桂心（新增）。

【煎服法】水煎服。按此汤用紫河车，当作丸剂为是。

【歌诀】黄芪茯苓汤人参，河车远志苡仁生，岁火不足寒威盛，六癸之年（癸酉、癸未、癸巳、癸卯、癸丑、癸亥六年）是伏明（火运不及曰伏明），蒙昧心胸疼痛服，更加肉桂义尤精。

【方解】心阳衰少，则君火无权，故寒邪得以侵凌来犯。观其暴喑蒙昧，心胸疼痛等症，不徒寒威肆虐，其义可绎思矣。方中参、芪、河车并用，大温补其气血，俾气血足而神旺，则心阳自畅，更用远志、茯苓、薏苡仁养心，取意非不善，但不无迂缓之嫌。旭高因加桂心一味，以宣导诸药，启发心阳，临症取裁，是所望于君子。(《运气证治歌诀》)

2. 验案赏析

案例1 虚劳

贾某某，男，出生于1964年4月，2023年5月23日初诊。

【主诉】乏力数年。

【病史】周身乏力，春夏季明显，精神欠佳，气短，左侧肩胛骨酸楚不适，偶有难寐，眠质可，晨起周身酸沉，纳可，二便调，舌暗红，苔白，脉沉细。

【处方】黄芪茯神汤。黄芪30g，茯神15g，炙远志10g，紫河车3g，炒薏苡仁15g，淡干姜6g，大红枣10g。7剂，水煎服。

【二诊】2023年6月5日。患者服药后体力大增，气短未作，睡眠转佳，左侧肩胛骨酸楚晨起重，纳可，二便调，舌暗红，苔白，裂纹，脉弦右浮。效不更方。

【按语】黄芪茯神汤乃岁火不及之年主方。缪问释曰："方用河车，甘咸之品，以有情者，大补其心之血；茯神甘淡之品，急益其心之气；更恃远志，辛能达下，挈离入坎，以育心之神……黄芪、薏米甘淡悦脾。而黄芪走表，尤有止痛之功，薏米舒筋，大有治痿之效，是与之为彼用者，反借之以自庇也。"本案患者出生在太阳寒水司天，就诊时为癸卯年，岁火不及，寒乃盛行，水胜土复。患者先天体质偏于湿、寒、水，以黄芪茯神汤为主方，予攻补兼施之法。（潍坊职业技术护理学院李宏教授医案）

案例2　胸痹（心绞痛）

患者李某，男，48岁，2023年9月15日入院。

【主诉】　发作性胸痛1个月，胸闷2周。

【病史】　患者于1个月前无明显诱因突发胸痛，无肩背部放射痛，无腹胀，无头晕头痛，无憋喘，无意识丧失。就诊于天津市某医院，诊断为急性前臂高侧壁ST段抬高心肌梗死。急诊冠状动脉造影示：右冠状动脉未见明显狭窄，冠状动脉左主干未见明显狭窄，冠状动脉左前降支近段闭塞，左回旋支远端狭窄50%，钝缘支近段狭窄80%，并行经皮冠状动脉介入治疗，在前降支置入支架一枚，症状好转后出院，院外规律口服药物治疗。两周前患者情绪激动后出现发作性胸闷，偶尔有心前区刺痛，胃脘有烧灼感，咳嗽咯痰，无恶心呕吐，无头晕头痛，现为求进一步专科治疗，入住病区。入院症见：发作性胸闷，偶有心前区刺痛，右眼阵发性胀痛不适，伴视物模糊，乏力，头晕，无头痛，纳可，睡眠一般。小便不畅，大便黏滞不爽。既往有2型糖尿病病史1个月余，口服阿卡波糖、达格列净，血糖控制尚可。2023年9月15日心电图示：ST-T段改变，R波递增不良，V1~V3病理性Q波。心脏彩超：节段性室壁运动异常，左心功能减低，心包积液。中医诊断：胸痹心痛（气虚血瘀）。西医诊断：冠状动脉粥样硬化性心脏病；不稳定型心绞痛，冠状动脉支架置入术后，心功能Ⅱ级（NYHA分级）。

【处方】　黄芪茯神汤合半夏泻心汤合冠心灵方。生黄芪18g，茯苓30g，茯神30g，制远志12g，清半夏6g，陈皮12g，川芎18g，炒枳壳12g，炒白芍12g，香附12g，百合30g，石菖蒲12g，西洋参9g，生龙骨30g，当归12g，木蝴蝶6g，郁金12g，白术12g。3剂，水煎服。

【二诊】　2023年9月19日。患者服药后诉无眩晕，胸闷、憋气较前明显好转，乏力减轻，纳眠可，二便调。守方继服5剂。

【按语】　本案患者胸闷、胸痛反复发作，结合舌脉，系心火不足，胸中大气下陷，兼有血瘀、痰凝。张锡纯言"至胸中之气，独名为大气者……包举肺外，司呼吸之枢机""此气，且能撑持全身，振作精神，以及心思脑力、官骸动作，莫不赖乎此气""并为全身血脉之纲领"。治疗当补气升提，活血化瘀。2023年为癸卯年，火运不及，不得天助，患者病情加重。故以黄芪茯神汤为主方，合半夏泻心汤开心下之痞结，合己故名老中医周次清教授之冠心灵方。方中黄芪补气升提；川芎行气活血；丹参活血化瘀；野葛根活血通络，升阳；桑寄生补肾活血，防止升发太过；山楂活血化瘀，化痰。诸药相合共奏益气活血，通络止痛之功。（山东中医药大学附属医院谭智敏教授医案）

（八）白术厚朴汤

1. 方论

【原文】凡遇六己年，卑监之纪，岁土不及，风气盛行，民病飧泄，霍乱，身重腹痛，肉瞤筋软，善太息，不嗜食。为金所复，则反胸胁暴痛，下引少腹，善怒，吞酸食少。（《三因司天方》）

【方药】白术三钱，厚朴三钱，半夏三钱，青皮三钱，桂心三钱，藿香三钱，炮姜五钱，炙甘草五钱，姜三片，枣二枚。

【煎服法】上咬咀，每服四钱，水杯半，去滓，空心温服。

【歌诀】白术厚朴汤藿香，青甘半夏炮干姜，桂心补火以生土，六己之年（己巳、己卯、己丑、己亥、己酉、己未六年）卑监方（土运不及曰卑监），泄泻脾虚不嗜食，温中补土此为良。

【方解】此即六壬年苓术汤去茯苓、草果，加藿香畅脾气，加桂心补土母，余段相同。（《运气证治歌诀》）

2. 验案赏析

案例 1 心悸

周某，女 56 岁，2019 年 3 月 1 日初诊。

【主诉】阵发性心烦 1 个月余。

【病史】心烦，失眠，口干口苦，纳可，二便调，舌质淡红，苔薄，脉沉，左寸右关略浮，右寸弱。

【处方】麦门冬汤合白术厚朴汤加减。麦冬 30g，蜜桑白皮 12g，蜜紫菀 12g，太子参 12g，白芷 9g，半夏 9g，竹叶 9g，生白术 12g，厚朴 12g，干姜 3g，肉桂 3g，炙甘草 6g，炒酸枣仁 30g。7 剂，水煎服。

【二诊】2019 年 3 月 7 日。患者服药后诸症改善，既往曾大便稀，食后心悸，纳眠可，二便调，舌质淡苔薄，脉左关尺弱，右寸尺弱。处方为上方去炙紫菀、干姜，改蜜桑白皮为 9g、改白芷为 12g、改竹叶为 6g，加茯苓 12g，五味子 6g，炒枳壳 12g，白及 6g。

【按语】患者主诉失眠、心烦，结合舌脉，脉沉为里证，左寸浮为心阳不入阴，右关略浮，本案患者虽自述纳可，二便调，但有口干、口苦症状，仍有脾胃功能不良之意。结合去年戊戌年年末运气与气候的实际情况，火气太过的影响仍在次年初之气，而今年己亥年土运不及，脾胃功能不良的情况明显，遂予戊年麦门冬汤合己年白术厚朴汤，清火气而开通脾胃枢纽，予阳气下行之通路，阳入于阴，则失眠、心烦可除，诸症可解。初诊方服后患者症状减轻，可见治疗方向基本正确。患者自述曾大便稀，服药后好转，可见患者虽舌淡红，苔薄，但仍有脾胃运化不足的症状表现，可从脉象上判定。现患者症状改善，眠可，目前表现为食后心悸，心为火，脾胃为土，患者脾胃功能不足，饮食后脾胃负担加重，子盗母气，使心气亏虚，产生心悸，补土而心悸自消。时己亥年厥阴风木司天，风木克脾土，治法应健运脾胃，予己亥年运气方白术厚朴汤合敷和汤，温中补土。（山东中医药大学附属医院吴波主任医案）

案例 2　胸痹

马某，男，出生于 1946 年 2 月，2019 年 1 月 17 日初诊。

【主诉】阵发性心前区疼痛 2 个月。

【病史】经皮冠状动脉介入术后 10 余年，常规用药。近 2 个月以来心前区疼痛不适，于某医院住院治疗，现症见口干饮少，纳少，眠差，四肢沉重不适，心烦，舌质红有瘀斑，苔薄根厚腻，脉弦细，左寸略浮，右寸弱关略浮。

【处方】白术厚朴汤合麦门冬汤。半夏 9g，生白术 12g，青皮 6g，干姜 6g，肉桂 6g，麦冬 30g，蜜桑白皮 12g，蜜紫菀 12g，太子参 15g，白芷 12g，竹叶 9g，炒酸枣仁 30g，川芎 12g，茯苓 12g，炙甘草 6g。7 剂，水煎服。

【二诊】2019 年 1 月 24 日。患者服药后诸症减轻，时口干，鼻干，睡眠差，舌质暗红，苔薄，脉沉寸弱，右关略浮。处方为上方改肉桂为 3g、改白芷为 9g。

【按语】患者近 2 个月以来心前区疼痛不适，其发病时间为戊戌年六之气，就诊时间临近大运交接、六气迁正退位之时，且上一年戊戌年为太过之年，此时天气仍有戊戌年火运太过及六之气寒湿相加的特点，也有己亥年土运不及风木司天、初之气客气燥金初现的气候特点。患者受戊戌年六之气寒湿相加影响，心阳受损，发为胸痹心痛，寒湿易伤下焦，患者表现为四肢沉重不适，寒湿在下，舌根苔厚腻，同时己亥年运气特点初现，脾胃土不及，饮食减少，脾胃不及不能运化寒湿，中焦不通，使戊戌年火运及己亥年初之气客气燥金，旺盛于上而郁于上焦不降，患者症见舌红有瘀斑，脉弦细，上焦燥火旺盛可见左寸略浮，右寸弱为上焦燥火克金，关略浮为己亥年司天风木克制脾土。患者受两年运气因素影响，选用己年白术厚朴汤补岁土之不及，祛湿除风，合戊年麦门冬汤除火热，方中不犯苦寒之品，又补土益金。此时天气仍为交运之时，服药后诸症减轻，患者精神状态改善，稍有紧张，身体轻松。二诊时见干燥症状明显，舌质暗红，可见上焦火热仍明显，故减辛温肉桂、白芷之药量。（山东中医药大学附属医院吴波主任医案）

（九）紫菀汤

1. 方论

【原文】凡遇六乙年，从革之纪，岁金不及，炎火盛行，民病咳逆上气，身热咳衄，汗出，肩背臂痛。为水所复，则反头脑痛及于顶，发热口疮心痛。（《三因司天方》）

【方药】紫菀、人参、甘草、黄芪、五味子、白芍、杏仁、地骨皮、桑白皮各等份。

【煎服法】水煎服。

【歌诀】紫菀人参味草芪，杏仁地骨芍桑皮，岁金不及名从革（金运不及曰从革），六乙之年（乙丑、乙亥、乙酉、乙未、乙巳、乙卯六年）遇此奇，上气咳喘多汗出，肺虚有火最相宜。

【方解】肺位高原，职司下降，肺虚而火热乘之，则反苦气上逆。经曰"肺苦气上逆，急食苦以泄之"，故用紫菀、杏仁之苦以降气；"损其肺者益其气"，故用人参、黄芪以补气。咳逆汗多是肺气耗散矣，散者收之，故用五味子、白芍以收肺，收之亦以补之也。肺之所畏者火，而所赖以生者土也，故用甘草泻心火而除烦，补脾土而生气，金有所恃矣。然恐火郁之久，金伤恃甚，不能受补，而反壅气，故用骨皮、桑皮清之泻之。益知肺虚热甚之证，降气补肺，清金泻火，每相须为用也。（《运气证治歌诀》）

2. 验案赏析

案例1 下肢疼痛

刘某，女，79岁，2015年10月12日就诊。

【主诉】感冒后双下肢肌肉疼痛8个月余。

【病史】双下肢肌肉疼痛多于夜间发作，每次发作前常有咽部不适感，继之身痛，咳嗽后疼痛有所缓解。自觉身热但体温不高，大便秘结，舌质红，苔黄，脉弦数而结。

【处方】紫菀汤加减。紫菀30g，人参15g（另煎），黄芪15g，桑白皮15g，地骨皮15g，杏仁10g，白芍15g，炙甘草10g，生姜10g，大枣15g，前胡10g，桔梗10g，生大黄6g（后入），蝉蜕3g，僵蚕6g，姜黄15g。每日1剂，分早晚温服。

【二诊】2 剂后身痛明显减轻，口中有辛辣味，舌尖尤为明显，皮肤蒸热，汗出，脉沉有力而结。处方为上方去白僵蚕、蝉蜕、姜黄、生大黄，加桂枝 12g，赤芍 20g，生姜改为 20g、人参改为 20g、粳米改为 15g。继服 7 剂。1 周后，患者自述症状基本消失，嘱继服紫菀汤 7 剂，2 个月后随访诸症消失。

【按语】患者以双下肢肌肉疼痛 8 个月余求治，期间曾多次就诊他处，但无效果。从症求因，乃感冒后迁延不愈，邪气久留不去，郁而化热，壅滞于肺所致，证属"肺虚火炎"之候。肺合皮毛，若肺气亏虚，不能"输精于皮毛"，则筋肉失养；喉为肺之门户，故发作前常有咽部不适感；咳嗽后症状缓解，乃肺气得以宣发；肺与大肠相表里，故见大便秘结。综合舌脉，症见舌质红，苔黄，脉弦数而结，说明内有蕴火，证属"肺虚火炎"。又依据乙未年"中运"金气不足的运气特点，加之患者发病时间恰逢初之气，主气厥阴风木，客气厥阴风木，金本不足，木盛反来侮金，故治疗当从肺论治。宋代陈无择云："紫菀汤治肺虚感热，咳嗽喘满，自汗衄血，肩背瞀重，血便注下。或脑户连囟顶痛，发热口疮，心痛。"本案患者虽以双下肢肌肉疼痛 8 个月余求治，但病机总属"肺虚火炎""肺金自馁，火乘其敝"，选择运气证治方紫菀汤而获效。《难经·十四难》云："损其肺者，益其气。"故全方重用人参、黄芪以补气；紫菀、杏仁性苦以降气；桑白皮、地骨皮清泻肺中伏火；白芍性酸以敛肺；《慎斋遗书》云"扶脾即所以保肺，土能生金也"。故合甘草补脾土而生肺气，诸药相须为用，共奏补肺降火之效。经云"肝生于左而肺降于右"，肺气本虚，又结合发病时的气候特点，主气厥阴风木，客气厥阴风木，故佐以升降散调理气机，取僵蚕、蝉蜕，升阳中之清阳，取姜黄、大黄，降阴中之浊阴，一升一降，调理气机，防止"左升太过，右降无权"。二诊服药 2 剂后疼痛明显减轻，但出现皮肤蒸热等症状，符合紫菀汤治疗"肺金自馁，火乘其敝"的病机，故在紫菀汤的基础上加粳米以扶肺气，且与紫菀汤原方中桑白皮、地骨皮、甘草配伍，取泻白散清中有润，泻中有补之意。《伤寒论》云："发汗后，身疼痛，脉沉迟者，桂枝加芍药生姜各一两人参三两新加汤主之。"过汗则伤阳，经气不通，肌肉失养，故佐以桂枝新加汤治之，后继服 7 剂以收功。

(山东中医药大学第二附属医院王兴臣主任医案)

案例 2　胸闷憋喘

王某，男，52 岁，2015 年 9 月 5 日来就诊。

【主诉】胸闷憋喘反复发作 19 年，加重 10 天。

【病史】既往有冠心病病史 19 年，2 型糖尿病病史 12 年，痛风病病史 17 年。阵发性胸闷、憋喘 19 年余，加重伴腹胀、下肢肿胀 10 天。刻下症见：阵发性胸闷、憋喘，活动后加重，不能平卧，头胀，手足麻木，腹部胀满，下肢肿胀，足部发凉，全身瘙痒，皮肤多处损伤，纳少，眠差，大便调，小便量多，夜尿频，舌暗苔少，脉弦。

【处方】生脉散合血府逐瘀汤合紫菀汤加减。紫菀 20g，桔梗 15g，杏仁 9g，地骨皮 15g，桑白皮 15g，党参 20g，白芷 10g，黄芪 30g，麦冬 15g，五味子 12g，桃仁 10g，红花 10g，柴胡 15g，当归 15g，川芎 10g，赤芍 15g，车前子 15g（包煎），冬瓜皮 20g，甘草 6g。7 剂，水煎服，每日 1 剂，分早晚两次服用。

【二诊】2015 年 9 月 12 日。患者自述服药后效果较好，诸症减轻，胸闷及下肢水肿明显减轻，纳眠可，二便调，舌淡苔白，脉弦。嘱患者继服汤药 7 剂以巩固疗效。7 剂服完，诸症皆愈。

【按语】气滞则胸闷、憋喘，气滞血行不畅，手足得不到濡养，故麻木；气滞血瘀，阳气不能达于四末，故出现四肢发凉；血不利则为水，故见下肢水肿。综合脉症，四诊合参，本证当属气滞血瘀之证，治以理气活血化瘀为主，兼顾益气养阴。方用生脉散合血府逐瘀汤合紫菀汤加减。《医方考》中言生脉散："肺主气，正气少，故少言。邪气多，故多喘。此小人道长，君子道消之象也。"人参补肺气，麦冬清肺气，五味子敛肺气，一补一清一敛，养气之道毕已。名曰生脉者，以脉得气则冲，失气则弱，故名之。血府逐瘀汤中桃仁、红花、川芎、赤芍活血祛瘀，当归养血化瘀，柴胡疏肝理气，甘草缓急，调和诸药，诸药合用，共奏活血调气之功。生脉散合血府逐瘀汤加减益气养阴，活血通脉。方中加入车前子、冬瓜皮起到利水消肿的作用。然后又加紫菀汤一方，意为心肺同治。经云："饮入于胃，游溢精气，上输于脾。脾气散精，上归于肺，通调水道，下输膀胱。水精四布，五经并行，合于四时五脏阴阳，揆度以为常也。"通过疏通机体的气机，恢复肺主治节之功能，使胸闷、憋气、下肢肿胀等症状明显减轻，正所谓"出入废则神机化灭，升降息则气立孤危"，加之考虑 2015 年适逢岁金不及之年，运气相合，故加紫菀汤一方大有裨益。（山东中医药大学附属医院李晓教授医案）

（十）五味子汤

王旭高第十方五味子汤遗失。补充清代龙砂医家缪问注姜健所传《三因司天方》中五味子汤。

1. 方论

【原文】岁水不及，湿乃大行。民病腹满，身重濡泄，寒疡流水，腰股发痛，腘腨股膝不便，烦冤，足痿清厥，脚下痛，甚则胕肿。寒疾于下，甚则腹满浮肿。复则面色时变，筋骨并辟，肉𤸷瘛。肌肉胗发，气并鬲中，痛于心腹。

（《三因司天方》）

【方药】五味子—钱，附子—钱，炮巴戟天—钱，鹿茸—钱，山茱萸—钱，熟地黄—钱，炒杜仲—钱，生姜七片，盐少许。

【煎服法】水煎服。

【方解】辛年主病，身重、濡泄、寒疡、足痿清厥等症，皆涸流之纪，肾虚受湿也。然而淡渗逐湿则伤阴，风药胜湿亦耗气，二者均犯虚虚之戒矣。盖肾中之阳弱，少火乏生化之权，则濡泻。肌肉失温煦之运，湿乃着而不流，入气分则为身重，入血分则为寒疡。肾中之阴弱，则痿痛而烦冤，即《黄帝内经》所称内舍腰膝，外舍溪谷，皆湿之为害也。故以单刀直入之附子，急助肾阳，遍走经络，驱逐阴霾，有破竹之势，有非他药可及者，再佐以熟地黄甘温之味，能填补肾阴，用五味子之酸敛，收阴阳二气于坎中，固护封蛰，无遗憾矣。巴戟天甘温，入阴除痹有效。鹿茸咸温，补血益髓称神。精不足者，补之以味也。为木所复，目视䀮䀮，筋骨洴辟，肝虚可知。肝欲辛，补之以杜仲之辛；肝喜酸，与之以山茱萸之酸，此两药并行，能除湿痹而利关节，补肝即所以益肾，又子能令母实之义，非独治其来复也。

2. 验案赏析

案例1 膝关节退行性变

季某，女，55岁，2021年5月28日初诊。

【主诉】头痛头晕3个月余

【病史】患者双下肢疼痛7年余，头痛头晕3个月余，伴无力沉重感，畏风寒，晨起轻，活动后加重，夜间疼痛尤甚，揉按可缓解。头痛以太阳经为著，休息可缓解。磁共振成像示：膝关节前交叉韧带黏液变性，双髌骨关节软骨下异常信号。经针灸、推拿、口服六味地黄丸治疗不效。现畏冷食，口干不喜饮水，大便2～4天1次，排便艰难，粪便先干后稀，便前腹痛，有残便感，小便色黄，尿痛，眠可。舌色稍暗尖红，舌两侧高中间凹，苔薄白边有齿痕。脉左弦右滑兼紧，尺部不足。

【处方】备化汤合五味子汤加减。炮附子6g（先煎），杜仲12g，怀牛膝15g，木瓜15g，五味子9g，巴戟天9g，鹿角霜9g，茯神15g，覆盆子15g，熟地黄15g，郁金12g，炙甘草9g，炒枳壳12g。每日1剂，水煎分2次服。

【二诊】患者服药7剂后复诊，头痛、尿痛未发作，下肢疼痛明显缓解，其余诸症减。纳可，大便质偏稀，眠可，小便色稍黄。舌淡红前有裂纹，苔薄白舌根部略白腻。脉左浊右稍弦。处方为上方去枳壳加白芍15g，每日1剂，水煎分2次服，巩固疗效。

【按语】双下肢疼痛伴无力沉重感、畏风寒、畏冷食、口干不喜饮水、舌色稍暗边有齿痕、脉弦滑兼紧等皆为寒湿内盛之象。尺部不足提示下元亏虚，晨起轻、活动后加重、夜间最重亦为阳虚寒湿重的表现。肾与膀胱相表里，头痛为肾气不足，无力温养足太阳膀胱经的寒湿之象。排便艰难、粪便先干后稀、便前腹痛、舌体两侧高中间凹提示有肝气乘脾之征。肝郁日久则化热，郁热留于上焦则见舌尖红，留于下焦则见小便色黄、尿痛等。因此本案患者病机为肾亏、寒湿淫盛兼肝郁化热。治以温补肾气，祛除寒湿。选用备化汤与五味子汤之合方，祛寒湿与补肾气并举，再加辛苦性寒之郁金凉心散郁，加辛苦酸温之枳壳理气宽中、调和肝脾。二诊时，患者服药后肝郁之象消，寒湿诸症减，肾亏之象缓，而上焦之郁火仍在，故去枳壳而加白芍。（山东中医药大学鲁明源教授医案）

案例 2　肺痿

王某，女，1949 年 11 月 30 日出生，2021 年 10 月 27 日就诊。

【主诉】反复咳嗽 1 年，加重伴胸闷、憋喘半个月。

【病史】咳嗽，咯白痰，痰量多、质黏稠，痰难咯出，对冷空气敏感，夜间及平躺后咳嗽加重，咳甚时欲呕，活动后胸闷、憋喘，口干、咽干、咽痛，四肢乏力，肌肉酸痛，关节疼痛，阴雨天加重，但头汗出，纳可，眠差，入睡困难，夜尿频，大便溏。舌暗红，苔白，脉沉濡。实验室检查示：红细胞沉降率 39mm/h；抗Ro-52 抗体（+）；抗核抗体阳性（+）、胞浆型 1∶320；C-反应蛋白 22.7mg/L；肌酸激酶同工酶 10.84ng/ml；肌酸激酶 1164U/L；乳酸脱氢酶 297U/L；α-羟基丁酸脱氢酶 198U/L。胸部 CT 示：双肺间质性肺炎表现；纵隔多发淋巴结增大。外送肌炎抗体谱示：抗 Jo-1 抗体阳性。肌电图示：肌源性改变。查体示：双肺呼吸音粗，双肺底可闻及明显 velcro 啰音；Gottron 征；眼眶周围水肿伴暗紫红皮疹。

【处方】自拟止咳化痰汤加减。清半夏 9g，炙麻黄 5g，瓜蒌 12g，紫苏叶 9g，前胡 9g，浙贝母 12g，川贝母 6g，黄芪 15g，川芎 12g，薏苡仁 18g，细辛 3g，化橘红 15g。3 剂，水煎服，每日 1 剂。服药 3 天后，患者咳嗽无明显减轻。

【二诊】2021 年 10 月 30 日。调方改用五味子汤合备化汤加减。处方为五味子 9g，附子 3g（先煎），桂枝 6g，炙麻黄 6g，熟地黄 12g，盐杜仲 12g，山茱萸 12g，茯苓 18g，牛膝 12g，木瓜 12g，覆盆子 12g，干姜 6g，细辛 3g，甘草 6g。5 剂，水煎服，每日 1 剂。患者服药后咳嗽明显减轻。遣上方化裁，继服 7 剂，2021 年 11 月 11 日，患者诸症缓解出院。

【三诊】2021 年 11 月 20 日。患者于门诊复诊，自述偶有咳嗽、咯痰，仍觉口干。处方为上方加桑白皮 12g、生地黄 12g、麦冬 12g，7 剂，水煎服，每日 1 剂。之后随访 3 个月，患者病情平稳，症状未加重。

【按语】患者生于 1949 年（己丑年），该年太阴湿土司天，太阳寒水在泉，中运为土，己为阴干，故土运不足，不免风气偏胜，上半年湿气主事，下半年寒气主事，运气相合，则全年以风、湿、寒气为主，生于此年的人容易患寒湿相关疾病。本案患者咳嗽反复难愈、关节及肌肉疼痛且阴雨天加重的表现均符合寒湿之邪的致病特点。

1949 年 11 月 30 日，主客之气皆为太阳寒水，同气相求为顺，但寒水伤肾，加之全年气候以风、湿、寒气为主，寒、湿伤阳，故根据出生日期推算，该患者素体阳虚，治疗时应注重扶阳温中。

患者来诊于 2021 年（辛丑年），该年中运为水，辛为阴干，故岁水不及，天人相应，人体因此表现出肾水不及、阴液干涸之象，如口干、咽干、眼干等。水不及，脾土乘之，脾土太过，因此下半年多湿邪致病，患者易出现关节不利、肌肉酸楚等症状。

患者来诊之日（2021 年 10 月 27 日）正值五之气阳明加临阳明，阳明燥金伤肺使肺失濡养，肺主皮毛，肺伤则机体可见皮毛枯槁无华，故患者表现出 Gottron 征、眼周干涩。金令不行，木气反克，肝气上冲心胸可见咳嗽阵作、频频欲呕。两脉沉濡亦为辛丑年天象之反应，《脉经》载"沉为水、为实"，寒湿之邪合化伤阴，阴邪来则脉沉濡。综上，根据患者来诊时间（发病时间）的运气特点，其治疗应重视温补脾肾之阳。

本案处方以天干五味子汤合地支备化汤合方。方中附子温肾助阳，祛寒除湿；熟地黄滋补肾阴，又防附子助热伤阴；炙麻黄为太阳本药，不仅能治伤寒太阳经证，还能治太阳腑病，炙用麻黄其性更温，不仅能解表，还能祛在里之寒湿；五味子味酸，收阴阳二气于坎中，且能敛肺止咳，防止麻黄宣发太过；杜仲味辛善行，山茱萸味酸善收，二药配伍，补肝肾、祛寒湿、利关节；覆盆子味甘平，补虚续绝，强阳益阴；牛膝、木瓜通利关节；茯苓淡渗利湿，除中焦之水饮；桂枝、甘草辛甘化阳，温通经脉，收敛心阳而止头汗；以干姜易生姜，因干姜入脾、肾、肺经，肺为气之主，寒湿之邪犯肺，肺失其所主，故咳嗽、胸闷，干姜不仅能温肾健脾，还能旁通肺经以止咳平喘。干姜、细辛一散一收，散收同用，温肺化饮以除宿痰。二诊加桑白皮泄肺平喘，润肺化痰；阴极之致则阳必伸，故加生地黄、麦冬凉血滋阴生津，缓解口干、咽干之症，又制附子之刚。诸药合用，抑其太过，扶其不及，以奏温肾健脾散寒、温肺化痰滋阴之效。患者服药半个月后咳嗽明显减轻，身感轻松。本案处方用药重在温肾阳、健脾土，清肺止咳之药较少，原因在于咳嗽病位不独在肺。根据患者出生时间和发病时间的运气特点，可知其病因病机乃寒湿之邪伤肾，肾虚致咳。肾阳弱，蒸腾气化水液功能失司，则痰饮内生，痰饮为阴邪，需以温药化之，痰饮去则咳喘消。（山东中医药大学附属医院马君主任医案）

（十一）静顺汤

1. 方论

【原文】治辰戌之年，太阳司天，太阴在泉，气化运行先天。初之气，乃少阳相火加临厥阴风木。民病瘟疠，身热头痛，呕吐，肌腠疮疡。二之气，乃阳明燥金加临少阴君火，民病气郁中满。三之气，乃太阳寒水加临少阳相火，民病寒，反热中，身热瞀闷。四之气，厥阴风木加临太阴湿土，风湿交争，民病肉痿足痿，注下赤白。五之气，少阴君火加临阳明燥金，民病郁郁不舒。终之气，太阴湿土加临太阳寒水，民病凄惨。治法宜用甘温平其水，酸苦补其火，折其郁气，资其化源，抑其运气，扶其不胜也。（《三因司天方》）

【方药】附子_{辛甘热}，炮姜_{苦辛温}，木瓜_{酸温}，茯苓_{甘淡}，牛膝_{苦酸}，甘草_{甘平}，诃子_{苦温}，防风_{甘辛温}。

【加减】自大寒至春分，去附子加杞子；自春分至小满，依原方加杞子；自小满至大暑，去附子、木瓜、炮姜，加人参、杞子、地榆、白芷、生姜；自大暑至秋分，依原方加石榴皮；自秋分至小雪，依原方不加减；自小雪至大寒，去牛膝，加当归、白芍、阿胶。

【歌诀】静顺汤医辰戌年，太阳寒水是司天，附姜茯膝木瓜草，诃子防风八味全，随气初终加减服，扶其不胜抑其偏。

【方解】按《黄帝内经》运气篇"太阳司天，寒淫所胜。太阴在泉，湿淫所胜"为病与此不同。其治司天之寒淫，平以辛热，佐以甘苦；治在泉之湿淫，主以苦热，佐以酸淡。立方大意即本之，此后俱仿此。（《运气证治歌诀》）

2. 验案赏析

案例 1 胃脘痛

患者，男，51岁。

【主诉】胃脘不适1周余。

【病史】患者2022年12月21日出现胃不适，后背正中刺痛，活动时疼痛剧烈。2022年12月24晚出现发热、寒战，连续3天高热，吃了3片布洛芬。期间，头痛、浑身酸痛、胃不舒服、腹泻。服过 1 次藿香正气水，服过 4 次连花清瘟胶囊。2022 年 12 月 28 日感觉腰部及胯部酸胀，平卧时加重，胃底部有烧灼感，脚凉，出虚汗。

【处方】静顺汤加减。

【按语】患者 2022 年 12 月 31 日反馈诉昨服 1 剂，诸症若失，取效如此之捷！2022 年底新冠病毒肆虐，针对少阴寒气为主，阳气衰弱，本案患者体质偏寒，顾植山教授选用《三因司天方》中静顺汤加减（茯苓、木瓜、附子、防风、诃子、炮姜、炙甘草、当归、阿胶），1 剂而愈。对于体质偏于阴虚有内热者，顾植山教授的另外一则医案选用《辅行诀》中大补肾汤加减（熟地黄、竹叶、甘草、泽泻、桂枝、干姜、五味子、阿胶）。（龙砂医学流派顾植山教授医案）

案例 2 房颤

患者牛某，男，56 岁，2018 年 7 月 19 日就诊。

【主诉】阵发性心悸 5 年余，反复发作 1 周余。

【病史】患者 5 年前开始出现阵发性心悸，诊断为"阵发性房颤"，房颤反复发作，1 周以来逐渐加重，应用琥珀酸美托洛尔缓释片（半片，1 天 1 次）、盐酸曲美他嗪片、门冬氨酸钾镁，仍反复发作，每晚 11 时～凌晨 3 时多发，心烦易怒，乏力，纳可，眠差，入睡难，易醒，夜尿频，1 夜 3～4 次，大便稀不成形，舌质暗红，苔黄根部较厚，脉弦双寸弱。血压 108/65mmHg，心律 61 次/分，听诊心律不齐，可闻及室性期前收缩，心脏各瓣膜区未闻及杂音。12 小时动态心电图示：阵发性房颤伴长 P－R 间期。

【处方】静顺汤加减。茯苓 15g，茯神 12g，木瓜 15g，怀牛膝 12g，西防风 9g，诃子肉 9g，干姜 9g，乌贼骨 30g，清半夏 9g，太子参 12g，炒黄连 9g，炙甘草 3g，白及 6g。7 剂，水煎服。

【按语】本案患者发病适逢三之气水火交争，"民病寒，反热中"，寒水在下，若中焦不通，阳气不能枢转而下，易在上部郁而化火，火扰心神，出现阵发性房颤，且心烦易怒。寒水在下，不得阳气温煦，不能气化，出现夜尿频、大便稀等症。患者苔黄根部较厚，可知其中焦郁滞不通，水火不济，阴阳失交，故失眠。房颤每晚子时加重，病在少阴，为阳入于阴之时，阳气不能敛降，阴阳失调。治以辰戌年静顺汤，清泄下焦水邪，以虚其位，配黄连清中焦湿热，导上焦阳气经太阴而下，温煦下焦，使下焦之水得以正化，则气机枢转顺利，合当时运气与病机特点。（山东中医药大学附属医院吴波主任医案）

（十二）审平汤

1. 方论

【原文】治卯酉之岁，阳明司天，少阴在泉，气化运行后天。初之气，乃太阴湿土加临厥阴风木，此下克上，民病中湿肿胀，面目浮肿，善上气，鼽衄，嚏欠，呕吐，小便黄赤，甚则淋。二之气，乃少阳相火加临少阴君火，民病寒热。三之气，阳明燥金加临少阳相火，此下克上，民病燥热交合，凉风间发，寒热、头痛作渴。四之气，太阳寒水加临太阴湿土，此下克上，民病暴仆，振栗谵妄，少气，咽干引饮，心痛，痈肿疮疡，骨痿便血。五之气，厥阴风木加临阳明燥金，民病气不和。终之气，少阴君火加临太阳寒水，此下克上，民病温。治法宜咸寒以抑火，辛甘以助金，汗之、清之、散之，安其运气，适事为故。（《三因司天方》）

【方药】天冬_{甘寒}，远志_{苦辛温}，白术_{苦甘温}，白芍_{苦酸寒}，檀香_{辛温}，山茱萸_{酸微温}，炙甘草_{甘微温}，生姜_{辛温}。

【加减】自大寒至春分，加茯苓、半夏、紫苏；自春分至小满，加玄参、白薇；自小满至大暑，去远志、白术、山萸，加丹参、泽泻；自大暑至秋分，去远志、白术，加酸枣仁、车前子；自秋分至小雪，依原方；自小雪至大寒，依原方。

【歌诀】审平汤方治燥淫，司天卯酉属阳明，檀香远志山萸肉，白术天麦芍药并，甘草生姜同入剂，扶金抑火令其平。

【方解】按方下原注云："宜咸寒以抑火，辛甘以助金。"而方中无咸寒之药，何也？《内经》"阳明司天，燥淫所胜。少阴在泉，热淫所胜"。为病与此不同。其治司天之燥淫，主以苦温，佐以酸辛；治在泉之热淫，主以咸寒，佐以甘苦。细究其义，亦不外五行生克之理。（《运气证治歌诀》）

2. 验案赏析

案例1　银屑病

患者温某某，男，6岁，2017年12月17日初诊。

【主诉】周身散发红色丘疹伴脱屑3个月。

【病史】患儿于2017年9月被虫咬后胸部散发红色丘疹伴脱屑，渐至全身，于当地医院诊断为银屑病，内服复方甘草酸苷，外用卡泊三醇软膏，疗效一般，丘疹依旧不断新发。于张晓杰教授处就诊时，躯干、四肢散在红色丘疹伴鳞屑，皮损颜色较鲜红，腋窝、腘窝等皮肤褶皱处及肛周皮损较密集，伴瘙痒，患儿咽部不适，纳眠可，二便调，舌暗苔薄黄，脉细数。

【处方】审平汤加减。制远志6g，天冬9g，白芍9g，白术9g，山茱萸9g，麦冬 9g，木蝴蝶 15g，土茯苓 15g，车前子 9g，黄芩 9g（包煎），生姜三片。7 剂，每日 1 剂，水煎服，早晚分服。

【二诊】2017 年 12 月 24 日。患儿服药后皮损消退明显，部分皮损完全消退留有色素沉着，且皮损已基本不痒，颜色变暗，双手处见零星红丘疹伴少量脱屑，咽部不适感减轻，晨起有痰不易咯，小便黄，大便先干后稀，每日 1 行，偶伴腹痛，纳眠可，舌红苔黄腻，脉滑。处方为上方去土茯苓、黄芩，加半夏 6g。7 剂，每日 1 剂，水煎服，早晚分服。

【三诊】2017 年 12 月 31 日。患儿原皮损已基本消退，留有色素沉着，未见明显新发丘疹，余无明显不适，纳眠可，二便调，舌红，苔薄白舌根微黄，脉微滑。处方为潞党参、香白芷、桑白皮各 9g。7 剂，每日 1 剂，水煎服，早晚分服。1 周后随访，患儿皮损尽愈，未见明显复发。

【按语】考虑患者处于进行期且年龄小，兼有咽痛不适，诊断为银屑病寻常型，证属血热内蕴。患儿出生于 2011 年 5 月 8 日，为农历辛卯年，中运水运不及，阳明燥金司天，少阴君火在泉，主气少阴君火，客气太阴湿土，总体运气格局偏于火热，加之发病于卯酉之岁，故用审平汤加减。清代缪问在《三因司天方》中对此方亦有注解，阳明司天之时，火热盛行，百姓得病大多偏于火热。治疗应用咸味、苦味、辛味的药物。咸以抑火，辛苦以助金。故以天冬为君药，"苦平濡润，化燥抑阳，古人称其治血妄行，能利小便，为肺家专药，有通上彻下之功"。肺金功能下降，则肝木必受损害，用山茱萸补肝阳，白芍益肝阴，但火性炎上，可助燥邪伤人，故用远志，味辛以益肾，功在引火下行，佐以紫檀，味咸以养心营，且可以制阳气上越导致的面肿、便赤症状。甘草可润肝肺泻心，佐白术以生津，合生姜以散火，诸味相合，体现了"阳明司天，燥淫所胜，平以苦温，佐以酸辛，以苦下之"的运气证治原则，再根据患者自身的其他症状酌情加减，既考虑了患者的体质，也考虑到了银屑病的证治机制，充分体现了天人相应的治疗原则，故而取得了良效。（山东中医药大学附属医院张晓杰主任医案）

案例 2 咽痛

患者，男，80 岁，1943 年 7 月 28 日出生，2023 年 5 月 7 日初诊。

【主诉】咽痛、咳嗽 6 天。

【病史】患者 6 天前自觉怕冷，低热，咽部不适，自服感冒药 3 天不见好转，随后至村卫生室打针 2 天（具体药物不详），病情加重。现怕冷，发热，体温 37.6°，咽痛显著，吞咽困难，声音嘶哑，咳嗽剧烈，舌略红苔厚腻，脉弦缓，检查口咽部黏膜满布脓苔。2022 年底以来未曾感染新冠病毒，考虑应该是感染新冠病毒（未做检查），结合癸卯年运气特征，治以清燥化痰。

【处方】审平汤合温胆汤。半夏9g，白术15g，炒白芍15g，炒枳壳12g，制远志12g，山茱萸9g，茯神9g，陈皮9g，甘草9g，天冬12g，玄参12g，白薇6g，木蝴蝶9g，加生姜2片，大枣1个。3剂，水煎服。3天后诸症显著缓解，再服3剂痊愈。

【按语】患者于癸未年出生，素体心阳不足，湿气内伏，癸卯年火运不及，燥金司天，燥湿为害，相火不得疏泄，结于咽喉，以审平汤合温胆汤清燥化湿祛痰，司天司人司病而治，患者虽80岁高龄，亦效如桴鼓。（山东中医药大学附属医院谭智敏教授医案）

（十三）升明汤

1. 方论

【原文】治寅申之岁，少阳司天，厥阴在泉，气化运行先天。初之气，少阴君火加临厥阴风木，民病气怫于上，血溢目赤，咳逆头痛，血崩，胁痛，肤腠生疮。二之气，太阴湿土加临少阴君火，民病热郁，咳逆呕吐，胸臆不利，头痛、身热、昏愦，脓疮。三之气，少阳相火加临少阳相火，民病热中，耳聋目瞑，血溢疮疡，咳血衄衄，渴欠喉痹，目赤，善暴死。四之气，阳明燥金加临太阴湿土，民病胁胸支满，身重。五之气，太阳寒水加临阳明燥金，民病避寒邪，君子周密。终之气，厥阴风木加临太阳寒水，民病关闭不禁，心痛，阳气不藏而咳。法宜咸寒平其上，辛温治其下，渗之、泄之、渍之、发之。（《三因司天方》）

【方药】酸枣仁甘酸，蔷薇甘苦微寒，生姜辛温，半夏辛温，青皮辛酸，紫檀香辛温，炙甘草甘平，车前子甘淡微寒。

【加减】自大寒至春分，加白薇、玄参；自春分至小满，加丁香；自小满至大暑，加漏芦、升麻、赤芍；自大暑至秋分，加茯苓；自秋分至小雪，依原方；自小雪至大寒，加五味子。

【歌诀】升明汤治寅申岁，相火司天木在泉，酸枣蔷薇青与草，檀香姜夏共车前。

【方解】按原注云：咸寒平其上，而方中仍无咸寒之药。唯加减法有白薇、玄参，正是咸寒之味。所谓平其上者，司天之气，主上半年也。《内经》少阳司天，火淫所胜，厥阴在泉，风淫所胜，与此为病不同。其治司天之火淫，主以咸寒，佐以苦甘，则与此略同。其治在泉之风淫，主以辛凉，佐以苦甘，而此方云辛温，则不同矣。（《运气证治歌诀》）

2. 验案赏析

案例1 湿疹

赵某，男，4岁，2012年出生，2016年9月26日就诊。

【主诉】全身皮疹伴瘙痒半个月余。

【病史】患儿自 2013 年 9 月起全身湿疹，曾多方求治无效，2016 年 2 月 19 日就诊未效后，改用黄连茯苓汤获效。半年多来，患儿安然无恙，体质有增，甚至进食某些海鲜发物亦无妨碍。不料 10 余天前，或因进食某国外食品，引起全身皮疹复发，瘙痒剧烈，夜间尤重，搔抓无法入睡，皮疹以躯干部为主，胸腹部最为明显，皮疹融合大片，边界清楚，但高出皮肤不甚突出，有溃破起皮，流水不明显。舌质红，苔黄厚腻，脉数有力。

【处方】黄连茯苓汤加减。川黄连 6g（后下），赤茯苓 9g，麦门冬 9g，车前子 9g（包煎），细通草 6g，炙远志 9g，法半夏 9g，淡黄芩 6g，生甘草 6g，炒苍术 6g，广藿香 6g，薏苡仁 15g，生姜片 3g，大红枣 5g。5 剂，水煎服，每日 1 剂。

【二诊】2016 年 9 月 30 日。患儿皮疹及瘙痒依旧，甚至有加重趋向，门诊即见患儿撩衣搔抓不停。舌红，苔仍黄厚腻，舌中后部尤甚，脉数。处方为上方改川黄连为 9g、赤茯苓为 10g，加生麦芽 9g，春砂仁 6g，去炒苍术。水煎服，每日 1 剂，予 7 剂。

【三诊】2016 年 10 月 6 日。患儿家长哭诉，孩子皮疹愈发严重，夜间成宿搔抓无法入睡，父母在一旁心痛流泪不能成眠，只恨不能代受。央求医者更用激素，以图暂减其苦，急迫之情，语无伦次。考虑患儿就诊前湿疹严重时，有多次住院应用激素史，问题未能解决，而患儿体质受影响明显。半年多来，患儿体质稍见改善，倘若又用激素戕伐，无异于饮鸩止渴。病家已六神无主，医生岂能自乱阵脚。然黄连茯苓汤已服 10 剂，仍毫无起色，亦当另思良策。忽忆及顾植山教授年初分析今年运气时谈道，上半年司天少阳相火被丙年太过的水运所遏，寒甚火郁，黄连茯苓汤应用机会较多，下半年少阳相火待时而发，升明汤有应用机会。遂试以升明汤加味。处方为紫檀木 9g，炒车前子 9g（包煎），青皮 9g，清半夏 9g，白残花 9g，生熟酸枣仁各 20g，生甘草 9g，五味子 9g，炒苍术 9g，薏苡仁 15g，生姜片 3g。水煎服，每日 1 剂，予 5 剂。

【四诊】2016 年 10 月 13 日。患儿家长喜笑颜开，诉患儿皮疹已褪尽，肤红明显变浅淡，近乎常色，瘙痒明显减轻，新疹未有再发。舌红转淡，苔转薄黄，舌中后部仍较黄腻，脉小数。药既中的，理当击鼓再进，水煎服，每日 1 剂，上方继服 10 剂。

【五诊】2016 年 10 月 22 日。患儿诸症日趋向好，腹背疹痒已安，仅余肩腿一隅尚存。既获良效，方用不繁，去苍术、薏苡仁、五味子，以升明汤原方再服 5 剂收功。（青岛海慈医院王静主任医案）

患者，女，生于 1978 年 7 月 18 日，2022 年 3 月 15 日就诊。

【主诉】牙龈红肿疼痛伴出血 2 周余，加重伴口腔溃疡 2 天。

【病史】患者 1 个月前因家中琐事生气恼怒，逐渐出现牙龈红肿，齿缝出血，疼痛隐隐，胸闷不畅。患者平素性情急躁易怒，常熬夜，时有头痛，太阳穴连眉棱骨处明显，休息不佳时易发，近两日舌尖、唇内侧出现溃疡，疼痛，饮食乏味，喜凉饮，自服黄连上清片后大便干结有所缓解，牙龈出血及口腔溃疡未见减轻。现症见：上下牙龈肿胀、疼痛出血，牙龈色紫红，口腔多处溃疡，大便黏滞，1～2 天 1 行，小便黄，口干口苦，纳少，乏力，心烦难眠。舌质红，苔黄腻，边有齿痕，脉弦滑而细。

【处方】升明汤合苓术汤加减。酸枣仁 15g，盐车前子 15g（包煎），清半夏 9g，青皮 9g，蔷薇根 9g，炒酸枣仁 15g，五味子 9g，茯苓 15g，麸炒白术 15g，厚朴 9g，草果仁 9g，麦冬 15g，生石膏 15g（先煎），焦栀子 9g，淡豆豉 9g，炮干姜 9g，炙甘草 9g。7 剂，每日 1 剂，早晚饭后半小时口服。嘱患者调畅情志，饮食清淡。患者服药当晚牙龈疼痛减轻，出血好转，次日晨起口腔溃疡症状明显缓解，牙龈红肿减轻，服 7 剂药后牙龈不再红肿，口腔溃疡均已收口。

【按语】中医学称"牙龈出血"为齿衄，《景岳全书·血证》云："此手足阳明二经及足少阴肾家之病，盖手阳明入下齿中，足阳明入上齿中，又肾主骨，齿者，骨之所终也。"齿龈为阳明少阴所主，根据本案患者症状及舌脉象，可辨为阳明火热证。患者在胃火炽盛的基础上仍有脾虚湿困表现，实为虚实夹杂，故难以有效根治，临床用药应注意清火而不伤正，扶正而不助邪。患者于壬寅年发病就诊，当年岁运太木，风气流行，少阳相火司天，厥阴风木在泉，时值初之气，主气为厥阴风木，客气为少阴君火，风从火化，风火相扇，故"民病温，气怫于上，血溢目赤，咳逆头痛"等。患者出生于戊午年，太火之年，少阴君火司天，阳明燥金在泉，少阳相火加临少阴君火，故患者为火热体质，遇风火扇动易发病，病气血上逆，血溢于外。根据患者体质及运气特点，选壬寅年运气方升明汤合苓术汤，旨在散寒泻火，扶土祛湿，祛邪扶正兼顾。（山东中医药大学附属医院崔德芝主任医案）

（十四）备化汤

1. 方论

【原文】治丑未之岁，太阴司天，太阳在泉，气化运行先天。初之气，厥阴风木加临厥阴风木，民病血溢，经络拘强，关节不利，身重脚弱。二之气，少阴君火加临少阴君火，民病温疠盛行，远近咸若。三之气，太阴湿土加临少阳相火，民病身重胕肿，胸腹满。四之气，少阳相火加临太阴湿土，民病腠理热，血暴溢，心腹胀满，寒疟，甚则胕肿。五之气，阳明燥金加临阳明燥金，民病皮肤寒气及体。终之气，太阳寒水加临太阳寒水，民病关节禁固，腰椎痛。治法宜酸苦以平其上，甘温以治其下，以苦燥之温之，甚则发之泄之，赞其阳火，令御其寒。（《三因司天方》）

【方药】 木瓜_{酸温}，茯神_{甘淡}，牛膝_{苦酸}，附子_{苦辛热}，地黄_{甘寒}，覆盆子_{甘温}，甘草_{甘平}，生姜_{辛温}。

【加减】 自大寒至春分，依原文；自春分至小满，去附子，加天麻、防风；自小满至大暑，加泽泻；自大暑至秋分、小雪、大寒，并依原方。

【歌诀】 备化汤年临丑未，司天湿土太阴居，覆盆茯膝瓜甘地，赞火御寒姜附胥。

【方解】《内经》"太阴司天，湿淫所胜，太阳在泉，寒淫所胜"为病与此大不同。其治司天之湿淫，主以苦温，佐以酸辛。湿上甚而为热，则佐以甘辛，以汗为故而止也。其治在泉之寒淫，主以甘热，佐苦辛。而此云，酸苦以平其上，甘温以治其下，正与经文相合。（《运气证治歌诀》）

2. 验案赏析

案例 1 胸痹

刘某，女，71 岁，2021 年 2 月 2 日初诊。

【主诉】 左胸及肩背痛 2 天。

【病史】 患者左胸胁下隐痛，右肩部疼痛牵涉至右肩胛部 1～2 天，伴心脏压迫感，汗出，按摩温敷、服用速效救心丸可缓解。纳差嗳气，大便黏滞，排便不畅，小便频，夜尿多，多梦，眠中自啮舌。舌紫，苔白腻中有裂痕边有涎线，脉沉弱。

【处方】 备化汤加减。炮附子 6g（先煎），熟地黄 15g，覆盆子 12g，茯神 30g，木瓜 15g，炒牛膝 15g，炙甘草 6g，白术 12g，陈皮 9g，杜仲 12g。每日 1 剂，水煎分 2 次服。

【二诊】 服药 15 剂后复诊，胸痛、肩胛痛缓解，除尿频、多梦外余症皆缓。舌紫尖红体胖形颤，苔白腻边有涎线。脉沉弱，关尺尤甚。处方为上方加干姜 6g，巴戟天 12g，14 剂，每日 2 次温服，半年后随访诉基本痊愈。

【按语】 患者既往有风湿性心脏病、冠心病病史，有排便不畅、舌淡苔根部白腻、脉沉弱等寒湿之象，偏向寒湿体质。今又遇辛丑年太阴湿土司天，太阳寒水在泉，寒湿之象更重。寒湿盛则阴霾遮盖心阳，心阳不宣则心脏有无力感，得按摩温敷后缓解。寒湿盛亦使肝木无法正常疏达，因此在初之气厥阴风木主气之时出现了左胸胁、右肩及肩胛骨疼痛等肝胆经不畅之象。舌边有涎线属于痰湿内阻、肝郁气滞的表现。而唇舌皆为肉，肉属脾，舌之筋属肝，眠中咬唇舌亦为肝气不舒、肝脾不和之象。虽然症状以肝木不畅、心阳不宣为主，但病机仍属于寒湿，寒湿去则肝气自舒而心阳温宣，故处方用祛寒湿兼以扶正之备化汤。方中以茯神淡渗祛湿、宣通心阳，以酸温之木瓜补肝之体用，体用足则肝气舒畅、寒湿疏散；炮附子、熟地黄、覆盆子、牛膝散收同用，温补肾气；再添白术、陈皮温补脾土、温化寒湿以制肝木之乘；以"肝经气分"之杜仲疏畅肝气。患者服药后诸症得减，寒湿之标象减而畏寒怕风、夜尿清频、不纳凉、关尺沉弱等阳虚之本象显现，故继用原方祛除寒湿并加干姜温补脾阳，加巴戟天温补肝肾，增强治本之力量而获效。（山东中医药大学鲁明源教授医案）

案例 2 脑梗死

某男，1967 年 8 月 4 日生，2019 年 8 月 4 日就诊。

【主诉】右侧轻瘫，言语障碍 3 个月。

【病史】2019 年 4 月 5 日晚 11 点突发语迟，次日晨 9 点就诊，走路欠稳，呕吐，住院 10 天，诊断为脑梗死。2019 年 6 月 1 日晚往右侧倾倒，次晨又住院 12 天，仍诊断为脑梗死。2019 年 7 月 14 日就诊于顾植山教授处。就诊时彻夜失眠惊恐，右半身冷汗，左腿木冷，行走欠稳乏力，便干，4～5 日 1 次。现已服血府逐瘀汤 21 剂，服半剂即可安寐。刻下症：行走已趋正常，大便转为 2 日 1 次，惊恐已无，右口角及面麻亦减轻。左手臂、腿麻冷也减轻，左腰亦轻。唇暗，乏力，亥时血压高压低、低压始终高。溲黄秒，口气重，小腹冷。脉左寸关浮弦滑急，尺沉紧，右濡细稍弦。

【处方】龙砂六气针法：先针阳明，后针太阴、少阴。备化汤加减：制附子 30g（先煎），熟地黄 30g，宣木瓜 20g，覆盆子 15g，川牛膝 10g，怀牛膝 10g，炒甘草 10g，茯神 15g，生姜片 10g。14 剂，水煎服。患者针入左手冷感即减，15 分钟手已不冷，臂麻亦减，脉左寸关弦象已减，右手较针前有力。30 分钟后起针，左手冷麻感已消。

【二诊】2019 年 8 月 24 日。患者诉其他不适症状已明显减轻。

【按语】本案患者西医诊断为脑梗死和胸椎左旁占位性病变。顾植山教授先用六经病欲解时治疗，服备化汤后，病情好转，再用龙砂六气针法，结合己亥岁土运不及，患者出生在丁未年，该年木运不及，太阴湿土司天，患者有便干，选用备化汤。（龙砂医学流派顾植山教授医案）

（十五）正阳汤

1. 方论

【原文】治子午之岁，少阴司天，阳明在泉，气化运行先天。初之气，乃太阳寒水加临厥阴风木，民病关节禁固，腰椎痛，中外皆疮疡。二之气，厥阴风木加临少阴君火，民病淋，目赤，气郁而热。三之气，少阴君火加临少阳相火，民病热厥心痛，寒热更作，咳喘，目赤。四之气，太阴湿土加临太阴湿土，民病黄疸，衄衊，呕吐。五之气，少阳相火加临阳明燥金，民病乃安，邪复至，春为疟。终之气，阳明燥金加临太阳寒水，民病上肿，咳喘，甚则血溢，下连少腹，而作寒中。治法宜咸以平其上，苦热以治其下，咸以软之，苦以发之，酸以收之。（《三因司天方》）

【方药】白薇_{咸寒}，玄参_{咸苦寒}，川芎_{辛甘温}，当归_{辛甘温}，桑白皮_{甘寒}，白芍_{酸寒}，旋覆花_{咸辛}，甘草_{甘平}，生姜_{辛温}。

【加减】自大寒至春分，加杏仁、升麻；自春分至小满，加茯苓、车前子；自小满至大暑，加杏仁、麻子仁；自大暑至秋分，加荆芥、茵陈蒿；自秋分至小雪，依原方；自小雪至大寒，加紫苏子。

【歌诀】正阳汤里咸酸苦，君火司天交子午，旋覆玄参桑白薇，芎归芍草姜同取。

【方解】《内经》"少阴司天，热淫所胜，治以咸寒，佐以甘苦，以酸收之""阳明在泉，燥淫所胜，治以苦温，佐以甘辛，以苦下之"。此方治法，皆合经旨。唯"以苦发之"之句，见少阴在泉治法中，少阴司天无此句。此句原本在《素问·六元正纪大论篇》所云"甚则以苦发之，以酸收之，而安其下"。（《运气证治歌诀》）

2. 验案赏析

案例1 室上性心动过速

郑某，女，44岁，2021月8月17日就诊。

【主诉】阵发心悸2年余。

【病史】阵发心悸，诊断为室上性心动过速，发作前头晕，视物模糊，心悸胸闷，短则2~3分钟，现持续30~40分钟，心烦急躁，发作时口苦。既往月余发作1次，近来1周发作2次。着急生气时易发作，纳眠可，二便调，舌质红，苔根略白，脉弦有力。血压111/73mmHg，心率101次/分，心电图示：室上性心动过速，ST段压低，窦性心动过速。

【处方】半夏泻心汤合正阳汤加减。玄参9g，桑白皮12g，白薇6g，旋覆花

12g（包煎），川芎 12g，当归 12g，白芍 15g，生龙骨 30g，生牡蛎 30g，半夏 6g，陈皮 12g，太子参 15g，炒黄连 6g，炙甘草 6g。14 剂，水煎服。

【二诊】患者服药后心悸未再发作，心脏较前安定，无心烦，纳眠可，二便调，舌质红，苔略干厚，脉左弦右沉。

【按语】本案患者发病时为辛丑年四之气，主气太阴湿土，客气少阳相火，易出现太阴胜而火气内郁。舌根略白表明内有寒湿不化。太阴湿土不运，火不得降，所以头晕。治疗当酸苦泄热，调脾胃枢机，兼以重镇降逆、安神定悸，使少阴之火从三焦而降。（山东中医药大学附属医院吴波主任医案）

案例2　亚急性甲状腺炎

曹某，女，32 岁，2022 年 4 月 17 日初诊。

【主诉】颈前疼痛 2 个月。

【病史】患者 2 个月前因颈前疼痛就诊于某医院，诊断为"亚急性甲状腺炎"，经住院治疗效果不理想。现颈前疼痛显著，口服激素治疗，脾气急躁，咽部不适，有异物感，面色略赤，纳可，二便调，睡眠差，舌质红，苔白，脉弦而有力，带勾脉之象。

【处方】正阳汤加减。玄参 9g，桑白皮 9g，白薇 6g，旋覆花 12g（包煎），川芎 9g，当归 9g，白芍 9g，桔梗 6g，炒甘草 6g，茯苓 9g，半夏 9g，木瓜 9g，川贝母 6g，牡蛎 12g。7 剂，水煎服。

【二诊】2020 年 4 月 24 日。患者服药后诉颈前疼痛显著减轻，已经停用泼尼松，效不更方，继服 14 剂。半个月后复诊，患者亚急性甲状腺炎临床症状消失，实验室指标恢复正常。

【按语】中医学认为甲状腺所在的位置属于"正阳门"，又"诸痛痒疮，皆属于心"。2022 年为壬寅年，木运太过，少阳相火司天，厥阴风木在泉，二之气太阴湿土加临少阴君火，风火相扇，湿困于中，本案患者以正阳汤合消瘰丸加半夏、茯苓、木瓜主之，效如桴鼓。（山东中医药大学附属医院谭智敏教授）

（十六）敷和汤

1. 方论

【原文】治巳亥之岁，厥阴司天，少阳在泉，气化运行后天。初之气，乃阳明燥金加临厥阴风木，民病寒，于右胁下痛。二之气，太阳寒水加临少阴君火，民病热中。三之气，厥阴风木加临少阳相火，民病泪出，耳鸣，掉眩。四之气，少阴君火加临太阴湿土，民病黄疸，胕肿。五之气，太阴湿土加临阳明燥金，燥湿相胜，寒气及体。终之气，少阳相火加临太阳寒水，此下水克上火，民病瘟疠。

治法宜用辛凉平其上，咸寒调其下，畏火之气，无妄犯之。（《三因司天方》）

【方药】半夏辛温，枣仁甘酸，五味子甘酸，炮姜苦辛，枳实苦辛，茯苓甘淡，诃子苦温，橘皮辛甘，炙甘草甘平。

【加减】自大寒至春分，加牛蒡子；自春分至小满，加麦冬、山药；自小满至大暑，加紫菀；自大暑至秋分，加泽泻、山栀；自秋分至小雪、大寒，并依原方。

【歌诀】厥阴已亥用敷和，风木司天土病多（《内经》：厥阴风木本司天，脾胃之病为多），橘半草苓姜味枳，枣仁诃子九般。

【方解】《内经》中有"厥阴司天，风淫所胜，治以辛凉，佐以苦甘""少阳在泉，火淫所胜，治以咸冷，佐以苦辛"。此方辛凉咸寒，在加减法中，而不入正方，正方九味，多是温中补土益肺之药。盖木盛者土必衰，培土生金，正所以抑木也。（《运气证治歌诀》）

2. 验案赏析

案例 1 子宫肌瘤

某女，1971 年 10 月 8 日生，2019 年 5 月 8 日初诊。

【主诉】子宫肌瘤 3 个月。

【病史】患者 2019 年 2 月 8 日查子宫附件彩超示：子宫形态失常，体积增大，肌层回声不均匀，子宫体右前壁探及大小约 72mm×74mm×53mm 的低回声结节，边界不清，内回声欠均匀；宫颈部探及囊性回声，大小约 10mm×8mm，边界清，节育器尚居中。双附件区未见明显异常。超声提示子宫内异常低回声，考虑子宫肌瘤、宫颈囊肿。患者近 2 个月以来右胁痛，进食过量则气上逆。月经周期 27 天，经期 7 天。舌稍红，苔薄，脉左细濡关上浮，右细滑急。

【处方】昼服营卫返魂汤加减：何首乌 12g，当归 12g，炒枳壳 15g，台乌药 6g，炒小茴香 6g，蓬莪术 10g，陈胆星 6g，白木通 6g，白芷 12g，赤芍 10g，炒白芥子 10g（包煎）。8 剂，每日 1 剂，分上、下午温服。夜服敷和汤加减（二之气）：炒枳实 10g，法半夏 10g，云茯苓 10g，炒甘草 6g，炮干姜 6g，北五味子 10g，小青皮 10g，麦冬 20g，怀山药 10g，煨诃子肉 6g，生酸枣仁 20g（先煎）。4 剂，每夜服半剂。

【二诊】2019 年 6 月 5 日。服营卫返魂汤 8 剂和敷和汤 4 剂后诉小腹抚之转软，肿块边缘亦不明显，便秘缓解，近 2 年来摄入食物不适便会泛酸。舌边稍红苔薄，脉左寸关弦细、尺濡稍沉，右关弦细、寸尺弱。效不更方。

【三诊】2019 年 8 月 12 日。2019 年 6 月 19 日查子宫附件彩超示：子宫形态饱满，体积稍大，肌层回声不均匀，内探及几个低回声结节，大者位于宫底处，大小约 44mm×40mm，边界不清，回声欠均匀，节育器受压下移，子宫内膜可见段厚约 3mm，宫颈部探及几个囊性回声，大者约 9mm×8mm，边界清。子宫内异常低回声，考虑子宫多发肌瘤；宫颈部囊性回声，考虑宫颈多发囊肿。患者共服营卫返魂汤 32 剂，敷和汤 16 剂。子宫肌瘤由 72mm×74mm×53mm 减小至 44mm×40mm。大便干好转，原便时内痔外脱，便后需用手送回，现已缩小可自行回缩。大便由 2～3 日 1 次，转为每日 1 次，排便不爽感亦好转。小腹稍冷。仍有饱食后泛酸。舌淡苔薄，脉左寸关濡浮、尺沉弱，右濡滑。守方继进，随气增减。处方：昼服营卫返魂汤加减，处方为上方加法半夏 10g，10 剂，每日 1 剂，分上、下午温服。夜服敷和汤加减（四之气），方药为炒枳实 8g，法半夏 8g，云茯苓 10g，大红枣 6g（擘），炮干姜 5g，北五味子 10g，广陈皮 8g，炒山栀子 6g，泽泻 10g，煨诃子肉 5g，生酸枣仁 15g（先煎），5 剂，每夜服半剂。

【四诊】2019 年 12 月 19 日。患者诉过饱食后仍有泛酸，经水 3 个月未至。舌红苔腻，脉左弦细稍浮尺沉弱，右同左。上方继服。

【五诊】2020 年 1 月 16 日。月经 3 日净，间隔约 20 天月经又至，经量较大，有血块，7 日净。舌淡苔稍厚，脉左沉弱关上细弦，右沉细略大于左。膏滋处方如下：陈阿胶 60g（酒烊化），鹿角胶 60g（酒炖），大熟地黄 200g（砂仁 40g 拌炒），炒车前子 100g（包煎），炒白术 200g，川厚朴 100g，法半夏 100g，川桂枝 100g，广木香 60g，陈皮 50g，小青皮 50g，炮干姜 60g，北五味子 100g，炒枳实 100g，云茯苓 120g，煨诃子肉 60g，炒甘草 100g，整生酸枣仁 150g，香白芷 100g，北细辛 40g，西当归 100g，制何首乌 120g，炒枳壳 150g，台乌药 150g，炒小茴香 100g，陈胆星 80g，蓬莪术 100g，赤芍药 100g，白木通 100g，蜂蜜 200g，红糖 200g。收膏入罐后，置地开盖晾凉 2～3 日以伏火。每次服用时取膏如鸡蛋黄大，每日 2 次，温水调服。

【六诊】2021 年 3 月。患者告之近期超声检查子宫肌瘤已缩小至 30mm，余未见明显异常。膏滋尚未服完，此后未再诊。

【按语】运气流行于天地间，有化有变，其化在人为生育，其变在人为疾死。本案患者病在丙申年（2016 年）初霸王级寒潮时，丁酉柔干失守，戊戌寒热交争，己亥振发散落之劫。《黄帝内经》曰"不恒其德，则所胜来复""德化者气之祥，政令者气之章，变易者复之纪，灾眚者伤之始，气相胜者和，不相胜者病，重感于邪则甚也"。

患者生于辛亥年，己（少宫）、丑（太阴湿土）与丁酉、戊戌、己亥岁气运，雷同颇多，同气相求，外感内应，诸因为患，癥瘕迅增。遵经训"必先岁气"，投敷和汤使木务其德，万化均安；营卫返魂汤消癥瘕相得益彰；膏滋方以敷和汤、荣卫返魂汤、白术厚朴汤为主，于前之基，扶卑监，赞化成，德流四政，藏精化气，其效显彰。(山东省济南市龙砂弟子傅迎医案)

案例 2　湿疹

杨某，女，2007 年 3 月 12 日出生，2022 年 2 月 2 日初诊。

【主诉】右背部湿疹半个月。

【病史】患者半个月前在室外滑雪后，外感发热，愈后后背近肝胆区域出现湿疹，约半个巴掌大，不痒不痛，乏力犯困，食欲不佳，二便可，舌略红，苔白略腻，脉弦滑按之空。

【处方】敷和汤加味。陈皮 6g，法半夏 9g，炒甘草 6g，茯苓 9g，干姜 3g，五味子 6g，炒枳实 6g，生酸枣仁 12g，制诃子肉 6g，木瓜 9g，牛膝 9g，桔梗 6g，炒杏仁 6g。7 剂，水煎服。

【二诊】2022 年 2 月 10 日。患者服药后，皮疹颜色迅速变暗，范围缩小一半，效不更方，继服 7 剂而愈。

【按语】本案患者湿疹色暗红，虽不痒，亦为风象。患者丁亥年初之气出生，木运不及，厥阴风木司天，生于初之气，主气为厥阴风木，客气少阴君火，体质中厥阴木气偏重。患者发病于辛丑年终之气太阳寒水在泉，就诊时正值壬寅年木运太过，主气厥阴风木之时，故取针对厥阴的敷和汤为主，患者服药后背部皮疹消退也很快，感叹"对上运气一口汤"。(山东中医药大学附属医院谭智敏教授医案)

第三节　运气膏滋方

"膏滋"或"膏方"，起源于江浙一带冬季膏滋进补的民俗。《灵枢·五癃津液别》曰："五谷之津液和合而为高者，内渗入于骨空，补益脑髓，而下流于阴股。"冬令养脏，补益命门元精。龙砂医学流派将五运六气理论运用于冬季膏滋方中，顺应天时以补命门之不足，达到"治未病"的目的。编者以五运六气理论为指导，将膏滋方应用到慢性病的日常调理中，收到了较好的疗效。

一、组方原则

(一) 司人

《素问·宝命全形论篇》曰："人以天地之气生，四时之法成。"天地以五运六气的形式孕育万物。运气之同化、异化，使生命有了万般模样。五运六气学说运用干支模式演示其变化周期。《黄帝内经》非常重视人体生命的规律。

体质的形成是先后天因素共同作用的结果，表现为不同形态结构、生理功能和心理状态等方面的固有特质。出生时的运气环境及父母的遗传因素，是先天禀赋即体质形成的重要因素。在不同运气时段出生的人，会秉承相应时期运气条件造就的特殊"运气体质"。《素问·六微旨大论篇》："出入废则神机化灭，升降息则气立孤危。故非出入，则无以生长壮老已；非升降，则无以生长化收藏。是以升降出入，无器不有。"《灵枢·通天》中据人秉自然五运之气厚薄多少，提出阴阳五态人的概念。言太阴之人，秉水气也；太阳之人，秉火气也；少阴之人，秉金气也；少阳之人，秉木气也；阴阳和平之人，秉土气也。《灵枢·阴阳二十五人》中又根据五气之盛衰的不同，再分为阴阳二十五人。

《素问·五常政大论篇》言："岁有胎孕不育，治之不全，何气使然？岐伯曰：六气五类，有相胜制也，同者盛之，异者衰之，此天地之道，生化之常也。"故论及疾病顺逆缓急与诊治防变，必先立于"天人合一"。

应用干支运气体质的一般规律是根据患者的出生年干支，初步建立脏腑偏胜偏衰的模型。天干地支对体质的形成具有不同的规律。《素问·五常政大论篇》曰："故气主有所制，岁立有所生，地气制己胜，天气制胜己，天制色，地制形，五类衰盛，各随其气之所宜也。"张介宾注释："地气制己胜，谓以己之胜，制彼之不胜，如以我之木，制彼之土。天气制胜己，谓司天之气，能制夫胜己者也。如木运不及，而上见太阴，则土齐木化。运气相合，天人交感，人形之寒热虚实动变皆可察也。"天干规律如下：太过之年，所克之五行对应的本脏为年运弱脏；不及之年，不及之五行对应的本脏为年运弱脏。司天在泉规律如下：地气能制约己胜，如壬寅年，在泉之厥阴风木制约岁木运太过；天气制胜己，如丁丑年，司天之太阴湿土不受不及木运所克，土齐木化。运气理法的应用，需立足于"天人合一"之道，遵"合人形以法四时五行而治"之旨，谨守病机，依据脏腑强弱与运气胜复规律把握气立与神机升降出入之变动，并通过药物四气五味的配伍化合，折其郁气，赞所不胜，从而执简驭繁，规避固守因循之弊。

（二）司天

善用运气学说，注重调节"天人关系"是龙砂医家的独门绝技。运气膏滋组方可根据患病当年运气、就诊之年的运气，综合分析五运六气盛衰，调整天人之偏。临证要分析岁运、主运、客运、司天、在泉、主气、客气的气运化合，密切观察当下气运的状态、气运对患者影响的轻重以及所患疾病的脏腑经络与邪气所在。金代医家张从正提出的"病如不是当年气，看与何年运气同，便向某年求活法，方知都在至真中，庶乎得运气之意矣"，对于灵活运用五运六气具有很高的指导意义。顾植山教授强调，临证当观察气象、物象、病象的动态变化，做到"握机于病象之先""圆机活法"，才能更好地应用于临床，即"不以数推，以象之谓"。对于五运六气，不宜拘泥于推演的结果，应当随机达变，因时、因地、因人制宜，多角度综合分析。

（三）司病证

辨证论治是中医学识病证、选方用药的基本要求。《伤寒论》各篇皆标明"病脉证治"，有是证，用是方。方证对应是大量中医文献的叙述形式。《金匮要略》中的各篇各病，病、证、方一贯相通，专病有专方。如百合病以百合剂为专方，血痹以黄芪桂枝五物汤为专方。徐灵胎亦强调："一病必有一主方，一方必有一主药。"岳美中老先生总结其临证经验："我认为，中医治病，必须辨证论治与专方专药相结合，对于有确实疗效的专方专药必须引起高度的重视……要摸索出治某病的专方，必须在众多方药中去粗取精，不断筛选，才能得到，唯其如此，才更觉其可贵。"

（四）顺应四时

《素问·四气调神大论篇》曰："夫四时阴阳者，万物之根本也，所以圣人春夏养阳，秋冬养阴，以从其根，故与万物沉浮于生长之门。逆其根，则伐其本，坏其真矣。故阴阳四时者，万物之终始也，死生之本也，逆之则灾害生，从之则苛疾不起，是谓得道。"合四时阴阳调制膏方，发挥膏方"治未病"的优势。冬季膏滋顺应"养脏"之道，脏气通于肾，填补命门，顺应"冬至一阳生"的思想，发挥少阴枢的作用，运精化气，使阳气渐生。春季膏滋顺应"养生"之道，调节木土关系，使厥阴的血气阖，太阳之寒水开。夏季膏滋顺应"养长"之道，长气通于心，开少阳之枢机，或益气阴，或通心阳，疏通血脉。长夏膏滋顺应"养化"之道，化气通于脾，太阴湿气化，清暑益气祛湿。秋季膏滋顺应"养收"之道，收气通于肺，阖降阳明之燥气。一般春夏养阳时，以防滋腻厚重，多用素膏、清膏。秋冬养阴收藏的，多用荤膏。虚中夹实多用素膏、清膏。多虚少实者多用荤膏。

总之，开具一料膏方，一是要有"天人相应"的整体观念，"顺天以察运，因变以求气"，以运气理论指导临床，可执简驭繁；二是要具备辨病、辨证四诊合参之功力；三是要"因时识宜、随机达变"，顺势而为，因势利导；四是不断实践，积累经验，理论与临床不断磨合，方能得到升华。

二、案例赏析

案例 1 变应性鼻炎

刘某，女，1977 年 3 月出生，2020 日 11 月 7 日首诊。

【主诉】鼻塞、喷嚏、流清涕反复发作 10 余年。

【病史】患者鼻塞、喷嚏、流清涕每年春秋两季发作频繁。近 1 个月以来，鼻塞、喷嚏、流清涕加重，并伴有哮喘发作，胸闷，憋气，双上臂与小腿可见多处皮肤湿疹样改变。平素怕冷，颈部不适，眉棱骨及太阳穴胀痛，两手掌发黄角化，右肩膀酸胀，左下肢及膝盖不适，眠差，入睡困难，月经量大，周期 20 天左右，月经期易外感，腰以下凉。纳可，常感腹胀，二便可。舌质略暗红，苔略腻，脉虚弦，左弦带勾。有哮喘反复发作史 10 余年、湿疹病史 3 年。

【审察病机】

（1）司病：患者久病变应性鼻炎伴哮喘、湿疹。"诸气膹郁，皆属于肺"，鼻为肺窍，肺主皮毛，鼻窍皮毛之病皆与肺金力量失衡有关。颈、肩、下肢、膝盖关节不利，肝主筋，肺主治节，治节不利，营卫气血不能濡养宗筋。日久肺脾太阴之气匮乏，阳明阖降失职，故眉棱骨及太阳穴胀痛，手掌心发黄角化。太阴阳明不利，厥阴不阖，故月经量大，易于外感，腰以下凉，腹胀。舌质略暗红，苔略腻，脉虚弦，皆为虚损之象。培土益肺，养荣柔肝为主线，故选薯蓣丸为主方。

（2）司人：患者出生于丁巳年，自诉自幼体质较弱。《素问·气交变大论篇》曰："岁木不及，燥乃大行，生气失应，草木晚荣，肃杀而甚，则刚木辟者，悉萎苍干，上应太白星。"《素问·六元正纪大论篇》："丁亥、丁巳岁，上厥阴木，中少角木运，下少阳相火。"患者丁巳年出生，得天地禀赋肝气偏弱，痰湿偏胜。缪问曰："是年风燥火热，多阳少阴，不资液以救焚，则熇熇之势，遂成滋蔓，是当借天一之源，以制其阳焰者。"患者咳喘鼽涕、湿疹多年，且月事不调，失眠，体现其木气不及的先天禀赋，故合用苁蓉牛膝汤、敷和汤。

（3）司天：庚子年来诊，《素问·六元正纪大论篇》："庚午、庚子岁，上少阴火，中太商金运，下阳明金。"庚年金气太过，害必凌木，火气内郁，耗伐气血。故以苁蓉牛膝汤合正阳汤。

【处方】山药 20g，炙甘草 15g，当归 9g，生地黄 9g，炒神曲 9g，大豆黄卷 9g，桂枝 6g，党参 6g，阿胶 5g（烊化），川芎 6g，白芍 9g，麦冬 9g，白术 6g，炒杏仁 6g，防风 6g，柴胡 5g，茯神 9g，桔梗 6g，干姜 3g，白蔹 3g，大枣 3g，陈皮 6g，半夏 6g，炒枳壳 6g，牛膝 9g，木瓜 9g，肉苁蓉 9g，乌梅蜜 6g，桑白皮 6g，玄参6g。14剂，膏方1个月。膏方思路：病-人-天合参。以辨病证为主，参合出生禀赋与就诊之年气运。久病虚涕咳喘，肺脾气血耗伤，又素体得丁巳年不及之木气，血燥湿盛。又逢庚子年来诊，肃杀之气大行，少阴火郁。开具膏滋方以薯蓣丸建中补益肺脾调营卫，苁蓉牛膝汤纠血燥之偏，正阳汤养血清燥清上热。

【二诊】2020年12月11日。患者哮喘胸闷显著好转，鼻痒、喷嚏、流清涕、鼻塞发作程度减轻，湿疹变化不大。半个月前感冒，上述症状有所反复，眉棱骨及太阳穴胀痛，月经变化不大，仍怕冷。舌质略暗红，苔略腻，脉虚弦。处方为阿胶9g（烊化），鹿角胶9g（烊化），龟甲胶6g（烊化），车前子9g（包煎），菟丝子6g，熟地黄30g，砂仁3g，人参6g，山药15g，炙甘草12g，当归9g，生地黄9g，炒神曲9g，桂枝6g，川芎6g，白芍9g，麦冬12g，白术9g，炒杏仁6g，防风9g，柴胡9g，茯神12g，桔梗6g，干姜6g，白蔹6g，陈皮6g，牛膝9g，木瓜9g，肉苁蓉9g，炒酸枣仁9g，山茱萸6g，五味子6g，半夏6g，炒枳壳6g，乌梅9g，煨诃子9g，酸枣仁12g，芡实12g，杜仲6g，巴戟天6g，大枣10g，饴糖12g，黄酒12g。15剂，膏方2个月量。膏方思路：服用一诊膏方之后，虽鼻部症状减轻，但怕冷及其他症状并没有好转，证实患者体质更偏于肝肾不足于下，燥湿胶结于上。2021年为辛丑年水运不及，太阴湿土司天，太阳寒水在泉，肝肾亏虚会更加明显。故选用薯蓣丸合五味子汤合苁蓉牛膝汤合敷和汤。

【三诊】2021年12月。患者自述变应性鼻炎、湿疹、哮喘病明显缓解，偶有胸闷不适，仍偶有头痛，睡眠较前改善，月经量减少，周期24天左右，手掌变黄角化已愈，湿疹到冬季很少发作。处方为阿胶6g（烊化），鹿角胶6g（烊化），龟甲胶6g（烊化），车前子9g（包煎），菟丝子6g，山药20g，炙甘草15g，当归9g，生地黄9g，炒神曲9g，大豆黄卷9g，桂枝6g，党参6g，川芎6g，白芍6g，麦冬9g，白术6g，炒杏仁6g，防风6g，柴胡5g，茯神9g，桔梗6g，干姜3g，白蔹3g，大枣3g，陈皮6g，牛膝6g，木瓜6g，覆盆子6g，半夏6g，炒枳壳6g，青皮6g，酸枣仁9g，野蔷薇根6g。膏方思路：根据患者生于丁巳年初之气，辛丑年终之气来诊，兼顾来年壬寅年气运，开具冬膏1料，从冬至之立春前服用。

【四诊】患者多年顽疾在服用膏方期间已经显著缓解，偶劳累、饮食不节时会有轻微发作，"脾为生痰之源，肺为储痰之器"，嘱患者注意饮食，不可过食生冷甜腻辛辣。患者2022年冬季再开膏方1料，2023年新冠病毒感染后，病情轻微反复，开具薯蓣丸合紫菀汤合二陈汤膏方1料。

【按语】《金匮要略·血痹虚劳病脉证并治》载："虚劳诸不足，风气百疾，薯蓣丸主之。"释义为：一切虚劳诸不足，又兼有各种风气病的，不能单纯补虚，薯蓣丸补而能祛风。本方主治虚病兼实，是扶正祛邪的典范。虽有风气百疾，而所用风药甚少，皆因虚而生风。《张氏医通》："按薯蓣丸专主表邪不解，误用凉药，伤犯肺胃，自上而下虚劳……其立方全以桂枝汤和营散邪，合理中丸兼理药误，君以薯蓣大理脾肺，毫不及乎补益肾肝。"薯蓣丸中有四物汤，有补肝血之用，《张氏医通》中认为本方"毫不及乎补益肝肾"的说法是值得商榷的。

本方确为久病肺脾亏虚之良方，由上及下，中焦失守，建中以补虚。方中以山药、炙甘草、大枣为主药甘淡以补脾肺，佐以小量四物、四君、理中汤，补左右之气血，以桂枝、柴胡、防风祛风气，以麦冬、杏仁、桔梗、白蔹清肺，以大豆黄卷、炒神曲消食，方剂的重点在中上二焦。原方晨起空腹酒服，每日一丸，服百日，换算为现代剂量每丸 10～12g。

薯蓣丸用于治疗过敏性鼻炎、过敏性哮喘、湿疹，证型属于久病肺脾气虚型甚效，根据患者体质虚实，调整山药、炙甘草、大枣、酒、阿胶的用量，收效显著。（山东中医药大学附属医院谭智敏教授医案）

案例 2　眩晕

王某，男，1933 年 3 月出生，2024 年 1 月 1 日初诊。

【主诉】头晕 6 年，加重 2 个月余。

【病史】患者头晕与体位变动相关，低头时加重，发作时天旋地转，每次发作持续 5 分钟，无恶心、呕吐，无头痛，周身乏力，腿脚无力，头晕严重影响日常生活，出门要借助轮椅，平素口臭，饭后嗳气频繁，舌暗红，中部凹陷，伴有裂纹，苔略腻，二便可，纳眠可。患者半年前于外院住院治疗，诊断为前庭周围性眩晕，治疗效果不满意。后行针灸治疗，效可。既往有高血压、冠心病病史。

【审察病机】

（1）司病：高龄患者头晕 6 年。老年人肝肾亏于下，浊阴蒙于上，这是眩晕发作的根本病机。患者头晕，动则加重，发作时天旋地转，头重脚轻，平素口臭，饭后嗳气频繁，舌暗红，中部凹陷，伴有裂纹，苔略腻，皆是肝肾亏虚，封藏不固，脾胃浊气上蒙清窍之象。治疗时应培补中焦，以固肝肾、降浊气，以薯蓣丸合半夏白术天麻汤为主方。

（2）司人：患者出生于癸酉年。《素问·气交变大论篇》曰："岁火不及，寒乃大行，长政不用，物荣而下，凝惨而甚，则阳气不化，乃折荣美，上应辰星。"《素问·六元正纪大论篇》："癸酉、癸卯岁，上阳明金，中少徵火运，下少阴火，寒化雨化胜复同，所谓邪气化日也。"癸酉年出生，得天地禀赋心气较弱，燥气偏盛。

（3）司天：癸卯年发病来诊，天地燥火二气主政，耗伤气血。故佐以审平汤。

【处方】人参6g，当归9g，桂枝9g，大豆黄卷9g，川芎6g，鹿角胶4g（烊化），白芍9g，白术6g，麦冬9g，炒苦杏仁6g，柴胡6g，桔梗6g，阿胶7g（烊化），干姜3g，白蔹3g，防风7g，酸枣仁9g，龟甲胶3g（烊化），清半夏6g，陈皮6g，天麻6g，炒甘草15g，山药18g，黄芪9g，山茱萸6g，远志6g，茯神6g，熟地黄9g，砂仁3g，车前子6g（包煎）。14剂，制膏方1个月量。膏方思路：病－人－天合参。以辨病证为主，参合出生禀赋与就诊之年气运。患者久病头晕，又素体得癸酉年不及之火气。又逢癸卯年来诊，燥火耗伤气血。开具膏滋方以薯蓣丸建中，益气血，半夏白术天麻汤以化痰浊，审平汤降燥敛肝。

【二诊】2024年1月8日。患者自觉仍有头晕，症状减轻，昨日头晕发作，自觉腿部酸软，乏力，视物模糊，口臭，咽部异物感，清嗓，饭后嗳气不停，纳眠可，二便调。嘱上方继服。

【三诊】2024年2月5日。患者自诉头晕较前好转，低头时仍有头晕，腿部酸软，全身乏力，饭后嗳气皆较前明显好转，纳眠可，二便调，舌中部显著凹陷，中部有苔。膏方继服1个月。处方为人参9g，当归9g，桂枝9g，生地黄9g，大豆黄卷9g，川芎6g，白芍9g，白术6g，麦冬9g，炒苦杏仁6g，柴胡6g，桔梗6g，茯苓6g，阿胶7g（烊化），干姜3g，白蔹3g，防风7g，酸枣仁9g，清半夏6g，陈皮6g，天麻6g，炒甘草18g，山药24g，远志6g，茯神9g，砂仁3g，鹿角胶4g（烊化），龟甲胶3g（烊化），山茱萸6g，木瓜6g，木香3g，桂枝9g。

【按语】《素问·阴阳应象大论篇》提到："年六十，阴痿，气大衰，九窍不利，下虚上实，涕泣俱出矣。"又"诸风掉眩，皆属于肝"，眩为风象，木气发动，肝肾亏虚于下，痰浊蒙蔽于上，唯执于中，建中焦以补肝肾，益心脾，化痰浊。（山东中医药大学附属医院谭智敏教授医案）

案例3　冠心病

李某，女，1952年7月出生，2019年11月20日首诊。

【主诉】阵发胸前区疼痛半年。

【病史】患者阵发胸前区疼痛，稍活动则加重，怕冷，遇寒冷则疼痛加重，伴后背疼痛，纳少，眠可，二便调，舌质暗有瘀斑，苔黄厚腻，脉双寸尺弱，关略浮滑。既往有高血压、冠心病病史10余年，常规服用西药治疗。冠状动脉造影示冠脉供血呈右冠状动脉优势性，左冠状动脉主干无狭窄，左前降支近中段弥漫性狭窄，最重者约90%，左回旋支近段远端闭塞，右冠状动脉近段弥漫性狭窄，最重者约90%，可见右冠状动脉向左冠状动脉发出侧支循环。

【审察病机】

（1）司病：患者久病胸痹，痰湿瘀阻心脉，稍动则胸闷、胸痛、后背痛，舌质暗有瘀斑，苔黄厚腻，脉双寸尺弱，关略浮。因此遣方制膏时重在补本虚，予以首乌延寿丸加冠心灵方。秦伯未认为首乌延寿丹有"不蛮补，不滋腻，不寒凉，不刺激"的优点。陆九芝认为首乌延寿丹以阴药为体，蕴有一种活动能力，主要作用在于维持机体本能，与一般养阴剂在本质上有很大区别。同时，临证时常选用名老中医周次清教授经验方冠心灵方补气活血化瘀。两方通过补其渐衰之肾精肾气，从而补助心阳心气。

（2）司人：本案患者壬辰年出生，《素问·气交变大论篇》曰："岁木太过，风气流行，脾土受邪。民病飧泄食减，体重烦冤，肠鸣腹支满，上应岁星。"《素问·六元正纪大论篇》："壬辰、壬戌岁，上太阳水，中太角木运，下太阴土。"患者壬辰年出生，得天地禀赋肝气旺脾气弱，寒湿偏胜，故易生痰湿。

（3）司天：患者己亥年来诊，《素问·六元正纪大论篇》："己巳、己亥岁，上厥阴木，中少宫土运，下少阳相火，风化清化胜复同，所谓邪气化日也。灾五宫。风化三，湿化五，火化七，所谓正化日也。"《素问·气交变大论篇》："岁土不及，风乃大行，化气不令，草木茂荣，飘扬而甚，秀而不实，上应岁星。"己亥之岁，化令不足，脾胃化气不得天助，风气得天助而旺盛，木克土，五宫土气空乏。对患者而言，己亥年以扶土抑木，健脾化湿祛痰为要务。

【处方】选用膏滋方首乌延寿丸合冠心灵方合白术厚朴汤合静顺汤。处方为龟甲胶72g（酒炖），鹿角胶72g（酒炖），陈阿胶90g（酒炖），白条参90g（另炖），大熟地黄150g（砂仁40g拌炒），大枣100g（擘），何首乌150g，忍冬藤100g，女贞子150g，豨莶草100g，墨旱莲120g，桑椹150g，盐杜仲120g，金樱子100g，霜桑叶100g，川牛膝100g，生白术100g，川厚朴70g，清半夏70g，紫油桂30g，淡干姜40g，宣木瓜120g，云茯苓100g，炙甘草100g，诃子肉50g，西防风80g，杭白芍120g，生黄芪300g，紫丹参200g，大川芎100g，桑寄生100g，野葛根150g，烫水蛭40g，广陈皮70g，饴糖300g，共制膏滋。膏方思路：病－人－天合参。以辨病证为主，参合出生禀赋与就诊之年气运。患者舌苔厚腻，关脉浮滑，加入三阴司天方白术厚朴汤补太阴兼泄厥阴。因考虑来年为庚子年，初之气太阳寒水加临厥阴风木，易出现寒临太虚阳气不布之象，加静顺汤温太阳之经，煦太阴之阳，醒胃助脾。全方顾命门，补益心气，枢转中焦脾胃。

【二诊】2020年12月24日。患者诉去冬服膏滋方后体力明显改善，精神好，每次步行来医院就诊，轻微活动无胸痛，后背痛明显减轻，怕冷减，无明显胸闷、心慌，易汗出，无头晕、头痛，纳眠可，二便调。舌质红，苔薄，脉沉，寸尤甚。处方选用膏滋方首乌延寿合冠心灵方合薯蓣丸合四逆散。处方为陈阿胶60g（酒炖），龟甲胶72g（酒炖），鹿角胶78g（酒炖），大枣100g（擘），白条参100g（另炖），炒神曲150g（包煎），大熟地黄150g（砂仁40g拌炒），菟丝子100g（包煎），豨莶草100g，盐杜仲100g，桑椹80g，炒当归100g，金樱子100g，女贞子120g，墨旱莲120g，怀牛膝100g，忍冬藤100g，霜桑叶80g，淡干姜40g，炙甘草80g，炒白术100g，生黄芪250g，紫丹参150g，桑寄生120g，野葛根100g，大川芎100g，怀山药100g，杭白芍100g，云茯苓100g，大豆黄卷100g，北柴胡80g，川桂枝80g，剖麦冬100g，炒杏仁70g，玉桔梗80g，西防风80g，炒枳壳70g，元贞糖200g，共制膏滋。膏方思路：庚子年继用首乌延寿丸加冠心灵方，同时加薯蓣丸调理脾胃、益气和营。

【按语】冠心病属于中医学胸痹范畴，多发于中老年人，发病病位主要在心，与其他脏腑关系密切。其病机特点大多为本虚（气虚、阴虚、阳虚）标实（瘀血、痰浊）。胸闷、心慌、气短、头晕、脉象寸部沉弱为冠心病的常见临床表现，此多为心气、心阳不足或胸中大气下陷，不能贯心脉、行血气、司呼吸，导致上焦心、脑、肺失养所致，气虚血瘀为其最常见的证型。"治病必求于本"，针对这一病机，在论治此病时应首先辨明气血阴阳之虚实，在遣方制膏时要注重本虚的特点，予以补益，并兼顾"标实"之表现，予以通利。（山东中医药大学附属医院吴波主任医案）

案例4 糖尿病伴稳定型心绞痛

闫某，女性，45岁，1978年3月19日出生，2024年1月29日首诊。

【主诉】血糖升高2年余，伴心前区疼痛、憋闷1个月。

【病史】患者2年前查体时发现血糖升高，当时测空腹血糖7.9mmol/L，被诊断为2型糖尿病，口服沙格列汀、阿卡波糖，空腹血糖控制在7~8mmol/L，餐后血糖控制在13mmol/L。刻下症见：口渴，怕冷，乏力，口苦，口酸，劳累后心前区疼痛、憋闷，心慌，足冷，纳可，眠差，入睡困难，凌晨1点、4点易醒，情绪急躁，二便调。舌红，苔黄腻，脉沉细。

【审查病机】

（1）司病：《足臂十一脉灸经》记载足厥阴经病候为"䏚瘦，多溺，嗜饮，足跗肿，疾痹"，这是最早记录消瘦、多饮、小便多的一类病证，与消渴病的临床表现非常相似。清代黄元御深谙经旨，在《四圣心源·消渴》中说："消渴者，足厥阴之病也。厥阴风木与少阳相火为表里……风木之性，专欲疏泄……疏泄不遂……则相火失其蛰藏。"另肝肾乙癸同源，肝郁不疏而化热，火热灼伤阴液，肝肾阴虚使肾之固摄失常，致津液直趋膀胱则尿频，阴津损伤则口干。《医宗金鉴》亦曰："消渴证，厥阴之病。"患者下元虚寒，怕冷，足凉，却伴有口苦，情绪急躁，此为虚火上越，寒热错杂，上热下寒，气机逆乱。《灵枢·邪客》记载："心者，五脏六腑之大主……其脏坚固，邪弗能容也。容之则心伤，心伤则神去，神去则死矣。故诸邪之在于心者，皆在于心之包络，包络者，心主之脉也。"《伤寒论》中云："厥阴之为病，消渴，气上撞心，心中疼热，饥而不欲食，食则吐蛔，下之利不止。"林佩琴在《类证治裁》中指出："心痛，心包络病，实不在心也，心为君主，不受邪。"这些医家都提出消渴、胸痛可以从厥阴病论治，本案患者出现消渴、心慌、胸痛等症，同时凌晨1点、4点易醒，"厥阴病，欲解时，从丑至卯上"。此为辨证之眼目，故用乌梅丸清上温下，六味地黄丸滋补下元。

（2）司人：患者出生于戊午年初之气。戊午年"岁火太过，炎暑流行"，少阴君火司天，阳明燥金在泉，初之气太阳寒水加临厥阴风木。总的看来患者上盛下虚，热邪偏盛，热盛伤阴，甚则耗伤真阴，故使用六味地黄丸。

（3）司天：就诊时为甲辰年初之气，《素问·六元正纪大论篇》中"太阳，太宫，太阴，甲辰岁会（同天符），甲戌岁会（同天符），其运阴埃，其化柔润重泽，其变震惊飘骤，其病湿下重""凡此太阳司天之政，气化运行先天，天气肃，地气静，寒临太虚"，指出了全年的运气格局为寒湿偏盛。且"初之气，地气迁，气乃大温，草乃早荣，民乃厉，温病乃作，身热头痛呕吐，肌腠疮疡"，指出初之气，少阳相火加临厥阴风木，风火相扇，土气被郁，寒热格拒，阴阳上下不相交合，容易出现上热下寒之象。

【处方】阿胶70g（烊化），龟甲胶70g（烊化），乌梅300g，党参150g，附片90g（先煎），黄连片90g，黄柏60g，炙甘草60g，当归100g，肉桂60g，细辛60g，花椒60g，干姜80g，酸枣仁300g，生地黄150g，酒山茱萸100g，山药300g，泽泻200g，牡丹皮120g，黄芪150g，白芍120g，大枣200g，蜂蜜200g，饴糖150g，膏方1个月量。膏方思路：参考天-人-病证，患者以口苦、情绪急躁、苔黄腻的上热，怕冷、乏力、足冷的下寒，以及疲劳、口渴、脉沉细的真阴亏虚为主，上热下寒，同时病发"厥阴病欲解时"，虽岁在甲辰年，亦可以参考厥阴之治，也就是《素问·至真要大论篇》所云"厥阴之胜，治以甘清，佐以苦辛，以酸泻之"，因此，治疗当以清上温下，滋补真阴为主，方选乌梅丸合六味地黄丸加减。

【二诊】2024 年 3 月 2 日。患者服用膏方后，乏力明显改善，诸症缓解，但近日因家庭琐事心情忧郁，睡眠欠佳，入睡困难，大便稀，舌红、苔薄，脉弦细。膏方用乌梅丸合六味地黄丸加减。方药为阿胶 70g（烊化），龟甲胶 70g（烊化），乌梅 300g，党参 150g，附片 90g（先煎），黄连片 90g，黄柏 60g，炙甘草 60g，当归 100g，肉桂 60g，细辛 60g，花椒 60g，干姜 80g，酸枣仁 300g，生地黄 150g，酒山茱萸 100g，山药 300g，泽泻 200g，牡丹皮 120g，黄芪 150g，白芍 120g，香附 150g，豆蔻 30g，大枣 200g，蜂蜜 200g，饴糖 300g，膏方 1 个月量。膏方思路：服用上方后乏力明显减轻，诸症缓解，治疗思路不变。近日因家庭琐事心情忧郁，睡眠欠佳，入睡困难，大便稀，肝气郁结，故加香附疏肝解郁，肝木横逆，克犯脾土，患者出现大便稀的情况，加豆蔻、饴糖以补土气，增强脾之健运。

【按语】乌梅丸出自《伤寒论》，临床多用乌梅丸治疗代谢综合征、2 型糖尿病、头痛、眩晕、夜间咳嗽、溃疡性结肠炎、胃食管反流证属上热下寒者。(山东中医药大学附属医院郭良清副主任医案)